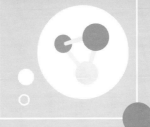

超簡単!!

論文作成ガイド

～『研究』しよう～

著者　山浦克典　　鈴木匡　　　亀井美和子
　　　熊谷雄治　　前田実花　　伊勢雄也
　　　山本紘司　　飯嶋久志

第2版

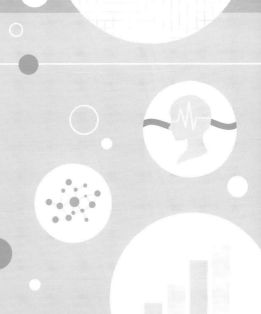

序　文

　日々進化し続ける医療、それを支える高度先進機器や新たな作用機序による新薬の登場など、医療を取り巻く環境は常に進化、高度化を遂げています。そのため、医療従事者には生涯研修は必須であり、そのやり方も従来の研修会スタイルだけでなく少人数で討議し結論を得るスモールグループディスカッション（SGD）方式や討議と実習を組合せた方式など多様化しています。一方、自ら日頃の業務を介して得られた成果を学会発表したり、あるいはエビデンスを残すために論文投稿したりする医療従事者も増えつつあります。

　しかし、人を対象とする調査・研究は科学性、信頼性に加え、倫理性が要求されます。最近では2015年、「人を対象とする医学系研究に関する倫理指針」が告示され、同指針に沿って研究を進めることが求められています。さらに、本書初版発行（2016年）後の18年4月には「臨床研究法」が施行されるなど、臨床研究や疫学研究に関する規定は時代に応じ変化しています。

　さて、そもそも臨床上の成果等を適切なエビデンスとして示すには、倫理指針に則った最適な研究デザインの下に適切な研究を行い、データ収集、統計処理等を行い、その結果を含め、第三者による客観的な評価を得る必要があります。そのためには研究を学会で発表する、あるいは論文にまとめ学会誌へ投稿する必要があります。

　ただ、実際には適切なテーマ選び、研究の組立て、必要に応じた対象者からの同意取得、あるいは関連資料等の収集や引用の仕方、最適なデータ集計と分析、それらを基にした論文作成、さらには投稿先の学会選びと投稿・発表手続き——などなど、様々な課程、課題があります。多忙な医療現場で働く医療従事者、特に初学者の方にとっては、相応のハードルであるといえましょう。

　そこで本書初版では、初学者でもわかるように、研究テーマの探し方から学会発表や論文投稿に至るまでの一連の流れ、留意事項などを基本的なガイドとしてまとめました。今回の第2版でも、これを踏襲しつつ、最新の法規定など研究環境の変化に対応して内容を改め、また、よくある疑問点などを「Q&A」として新たに盛り込み、医療現場で研究に取り組みたい初学者の入門書として、内容の充実に努めました。是非、本書をご活用頂き、ご自身の更なるステップアップを図るとともに、エビデンス共有による医療の質向上に繋げて頂ければ幸いです。

論文作成研究会

目　次

第3章　研究を計画しよう（執筆：亀井美和子）　35

第4章　研究と倫理（執筆：熊谷雄治、前田実花）　49

第5章 書類を作成しよう （執筆：伊勢雄也） 85

第6章　データを取る（執筆：伊勢雄也）　111

第 1 章

研究をはじめる前に

ポイント

- 研究対象となる未解決の課題は、日常の医療現場に多数存在する。
- 研究をすることにより問題解決能力と研究マインドが醸成される。
- お金を得るよりもやり甲斐を感じることの方が高い満足度が得られる。
- 研究成果はまず学会発表により外部へ情報発信する。
- 最終的に研究成果は論文化し、学術雑誌への投稿を目指す。
- 研究は1施設でも実施可能である。
- 研究アウトカムとして各医療職の介入効果を証明する研究を目指すべきである。
- 各医療職における業務の有用性は自ら証明しなければならない。

1 研究とは何か

(1) はじめに

「研究」とは何か、いくつかの説明があります。

・「ある特定の物事について、人間の知識を集めて考察し、実験、観察、調査などを通して調べて、その物事についての事実を深く追求する一連の過程のこと」（Wikipedia）

1

- 「物事を調べて、真理を明らかにし、理論を立てること」（デイリーコンサイス国語辞典）
- 「よく調べ考えて真理をきわめること」（広辞苑）

　すなわち、研究とは「特定の課題について情報収集し、現時点で解明されていることと未解明な点を整理し、観察や調査による客観的なデータに基づいて新事実を明らかにすること」です。

　研究には未解決の課題が必要となります。先行研究で既に解明されていたら研究をする必要性がないからです。未解決の課題が難解であれば難解であるほど、研究の意義は大きく、その成果に対する評価も高まります。長い間人類が悩まされてきた難解な課題を解決する研究成果は、広く人類に貢献するため、ノーベル賞などの高い評価が与えられます。
　しかし、身近にある小さな課題でも、未解決であれば研究対象になります。日常にも未解決の課題は数多く存在し、そのほとんどは研究によって解決できます。医療従事者が研究に取り組む場合、日常業務に関係する未解決の課題が研究テーマになります。研究によって課題を解決すれば、同じ課題を抱える医療従事者に対しても有益な情報をもたらす形で貢献できます。
　臨床現場で問題や疑問に直面したら、まず教科書や信頼できる Web サイトで調査して、解答が見つからなければそこで諦めずに先行研究の論文を調査し、それでも最終的に答えが存在しなければ自ら答えを生み出すために研究に取り掛かりましょう。

(2)　研究の進め方

　未解決の課題（リサーチクエスチョン）が見つかったら、次に仮説を立てます。
　ここでは、我々が過去に実施した研究を取り上げて説明したいと思います。例として、まずリサーチクエスチョンを「薬の写真付き薬袋を調剤過誤の防止に役立てられるか？」（薬局薬剤師でないとピンとこない例ですみません）とし、仮説は薬袋に印刷された薬の写真が調剤ミスの

発見に役立つ、としました。

　仮説の検証方法は、監査時、投薬時、投薬後の3時点において、調剤ミスが起きる度に薬袋に印刷された写真が誤りを発見するきっかけになったか否かを、調査票に記録する方式としました。調査票を集計した結果、投薬時の調剤ミス発見において、薬の写真付き薬袋が調剤ミスの発見件数の約4分の1に貢献していたことが明らかとなりました。これより、「薬袋に印刷された薬の写真が調剤過誤の発見に役立つ」とする仮説は肯定されました[1]。

　この研究は、今から9年前に私が勤務していた会社の系列薬局127店舗が参加し、研究好きな先輩薬剤師を中心に、数名の薬剤師が共同で進めた研究です。研究仲間が各々別の店舗に勤務していたため、ミーティングの日時を決めて、勤務終了後にファミレスなどに集合し、夕食を食べながら研究の進捗報告や今後の方針をディスカッションし研究を進めました。

　上記の例は、チェーン薬局の利点を生かした複数店舗による研究ですが、1店舗経営の薬局でも研究はできます。これについては、後で述べたいと思います。

(3) 研究のメリット

　医療従事者が研究することにより、医療従事者自身にもたらされるメリットとして、問題解決能力と研究マインドが醸成されることが挙げられます。そのため多くの大学で卒業研究を必修科目とするなど、研究活動は教育上重視されています。

　この本を読まれている病院や薬局の経営者の方にお願いがあります。勤務されている医療従事者の研究活動を是非支援してください。研究活動に対し理解を示し、研究成果を学会で発表したり論文を投稿する際は、費用面でサポートし、年に1度施設内で優秀賞の表彰をするなど、従業員の研究に対するモチベーションを高めていただきたいと願います。

　私が以前勤務していた保険薬局の会社は、社長、薬剤部長ともに研究

活動に大変理解があり、学会の参加費、旅費をはじめ、論文投稿費用も全て会社で負担してくださいました。さらに、学会発表で不在となることで同僚の業務負担が増加しないように、本部から薬剤師を補充して活動をサポートしてくれました。

　研究に参加する仲間はみなモチベーションが高く、社内も活気があってとても良い雰囲気でした。給与システムは年俸制でしたので、遅く残って研究しても給与には全く反映されないのですが、皆そのようなことは全く気にしていませんでした。やはり、マズローの欲求段階説は正しく、人はお金を得ることよりもやり甲斐を感じることの方に高い満足感を得るのだと思います。

マズローの欲求段階説
　アメリカ合衆国の心理学者アブラハム・マズローが、「人間は自己実現に向かって絶えず成長する生きものである」と仮定し、人間の欲求を5段階の階層で理論化したもの。

2　なぜ医療従事者が研究をするのか

(1)　業務の有用性を広く周知

　医療従事者各々の仕事が国民の健康増進や疾病治療に貢献していることを、自分達以外の誰が証明してくれるのでしょうか？　他人任せではダメです。自分達の仕事の貢献度を世の中に広く知らせるために一番適した方法は、研究により業務の有用性を明らかにして、その成果を学会・論文発表することなのです。

　近年、病院薬剤師の研究も盛んになってきました。これに伴い、病院薬剤師業務も高く評価されるようになり、それは診療報酬の加算の新設からも明らかで、2012年に「病棟薬剤業務実施加算」（100点）、2014年に「がん患者指導管理料3」（200点）が新設されました。

　医療従事者の業務に対する診療報酬上の評価を勝ち取るには、各医療従事者が研究を通じて自分達の業務の有用性を証明する必要があります。

(2)　研究成果を発表する

　研究で得た成果は、外に向かって情報発信しなくては何にもなりません。初めての方にお薦めなのが、自分の研究した分野に関連した発表セッションがある学術集会で発表することです。研究内容に興味を持った参加者が皆さんの発表を聴くことで、成果が他の医療従事者の業務に応用されたり、さらに発展させた研究へと受け継がれます。マスコミにも取り上げられ、広く国民に情報発信されるきっかけにもなります。

　学会で発表したら、次のステップとして研究成果を論文化し、学術雑誌へ投稿しましょう。論文投稿は、査読という最低2名の審査員による審査があり（これが結構厳しい）、査読者の指摘や修正指示に対応し、採択が認められた場合のみ論文として掲載されます。

　したがって、学会発表に比べ投稿論文の方が、エビデンスレベルが高く評価されます。また、論文はインターネットからのダウンロードや文献複写業者などを通じて過去のものでも入手できるので、より広く情報発信することができます。さらに英文で論文投稿すれば、世界中の医療従事者へ情報発信することができます。

　また、中央社会保険医療協議会や規制改革会議等の議論においても、関連学会の発表や投稿論文のデータが直接あるいは間接的に取り上げられることがあります[2]。現在算定可能な診療報酬点数の充実、または新たな報酬点数の設定を目指して、各職種が皆で研究をし、成果を発表しましょう。

中央社会保険医療協議会

　社会保険医療協議会法に基づき、診療報酬並びに薬価基準について審議する厚生労働大臣の諮問機関。通例、中医協と略称されます。厚労省は中医協の答申に基づき、2年ごとの診療報酬の改定を実施しています。

規制改革推進会議（旧規制改革会議）

　内閣府設置法第37条第2項に基づき設置された審議会で、内閣総理大臣の諮問に応じ、経済社会の構造改革を進める上で必要な規制の在り方の改革に関する基本的事項を総合的に調査・審議することを主な任務として

3　どのような課題が研究になるのか

⑴　研究テーマは身近にある

　日常の臨床業務において、研究テーマとなる課題は豊富にあります。

　筆者が薬局薬剤師として勤務していた時代に、実際に取り組んだ課題をいくつか例示します。

課題1：自分のエリアでお薬手帳はどの程度活用されているか？

　この研究では、自分の勤務地の薬剤師会の会員薬局の協力を得て、お薬手帳の活用状況について実態調査し、さらに処方箋発行医師にお薬手帳の有用性を認識しているかをアンケート調査しました。

　その結果、お薬手帳は高齢者層で活用頻度が高いことと、多くの処方医がお薬手帳により重複処方の防止や相互作用の回避をした経験があることが明らかになりました（**図1-1、表1-1**）[3]。

　この例では、地域の薬局と共同研究をしましたが、自分が勤務する薬

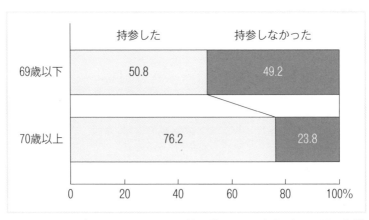

（YAKUGAKU ZASSHI 第123巻3号153頁より日本語に訳して転載）

図1-1　年齢別お薬手帳持参率

表1-1　医師におけるお薬手帳の利用状況アンケート

質　問	Yes（%）	No（%）
他の医療機関との重複処方を防止できたことがあるか	92.3	7.7
他の医療機関の処方と相互作用の可能性のある処方を避けられたことがあるか	76.9	23.1
他の医療機関の処方によると思われる副作用を確認できたことがあるか	69.2	30.8

（YAKUGAKU ZASSHI 第123巻3号154頁より日本語に訳して転載）

局1施設のみで実施した研究例を次に記します。

課題2：薬価削除により突然服用していた処方薬が変更・中止となった患者の不安心理は？

　1998年5月、脳循環代謝改善薬4成分が再評価結果に基づいて薬価基準から削除となり、すみやかに回収されることになりました。

　そこで当時私が勤務していた薬局と処方医の間で、長年服用していた処方薬が患者の体調変化等の理由によらず、急に代替薬へ変更もしくは処方削除となる本件の場合において患者が抱く不安心理について議論となり、それを明らかにするためにアンケート調査を行いました。代替処方なしに処方削除となった群の不安意識は29％で、代替処方がされた患者群の10％と比較して大きいことが明らかとなりました（**表1-2**）[4]。

表1-2　処方変更内容と患者の不安意識

処方変更内容	患者数	不安になった	どちらでもない	心配しなかった
代替薬なし	21	6（29%）	0（0%）	15（71%）
代替薬あり	77	8（10%）	8（10%）	61（80%）
合　計	98	14（14%）	8（8%）	76（78%）

課題3：患者の残薬を持参してもらい、処方日数の調整をしたとき節約できる医療費はいくらか？

　まだ残薬が世間の話題になっていない2003年、勤務していた薬局チェーンで、2002年に新設された服薬情報提供料の算定に関連する業務の有用性評価を目的に、患者の自宅にある残薬を残薬確認袋（**図1－2**）[5]に入れて薬局に持参してもらい、薬剤師が処方医に残薬数と処方日数調整案を提供し（**図1－3**）[5]、医療費の節約効果を明らかにする研究を実施しました。処方箋発行医療機関と連携の取れている3店舗で研究を実施したところ、3か月間で3店舗合計489,830円の保険請求上の節約効果があることが明らかとなりました（**表1－3**）[5]。

　さらに、残薬の回収から処方医との日数調整に至る一連の業務には、患者1人平均20分以上とかなりの手間がかかることも判明しました（**表1－4**）[5]。

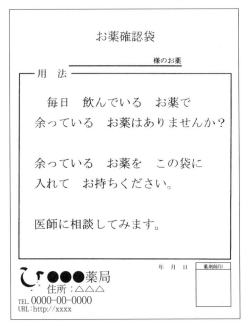

（YAKUGAKU ZASSHI 第124巻6号358頁より一部情報を伏せて転載）

図1－2　残薬確認袋

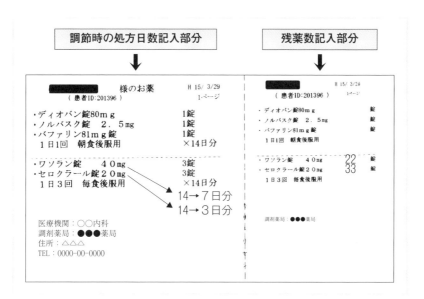

（YAKUGAKU ZASSHI 第124巻6号358頁より一部情報を伏せ、青い四角内の文言を改変して転載）

図1－3　残薬数および処方日数記入用書式

表1－3　残薬再利用による診療報酬上の収支バランス

	Dispensing fee	Fee 1	Fee 2	Drug cost	Balance
Patient payment	+102,380 (save)	−17,400 (charge)	−15,900 (charge)	+420,750 (save)	+489,830 (save)
Pharmacy income	−102,380 (decrease)	+17,400 (increase)	+15,900 (increase)	−	+69,080 (decrease)

Fee 1 : Fee for the report about patient compliance situation to the medical facilities.
Fee 2 : Fee for the report about patient compliance instruction and patient tolerance.
（YAKUGAKU ZASSHI 第124巻6号360頁よりタイトルを日本語に訳して転載）

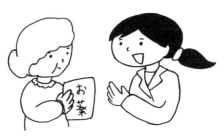

表1−4　各作業工程の平均時間

	Sumire	Midori	Chuoh	Average time (mean ± S.D.)
Explain of the returning bag	0 ' 48" (n=10)	1 ' 39" (n=10)	4 ' 00" (n=10)	2 ' 09" ± 1 ' 39"
Counting leftover medicine	2 ' 59" (n=10)	5 ' 24" (n=10)	3 ' 54" (n=10)	4 ' 05" ± 1 ' 13"
Fill out the report	7 ' 33" (n=10)	9 ' 45" (n=10)	6 ' 54" (n=10)	8 ' 07" ± 1 ' 35"
Report to the physician	5 ' 42" (n=10)	0 ' 12" (n=10)	1 ' 12" (n=10)	2 ' 22" ± 2 ' 56"
Explain use of adjusted prescribing days	2 ' 45" (n=10)	3 ' 18" (n=10)	5 ' 42" (n=10)	3 ' 55" ± 1 ' 34"
Total time	19' 47"	20' 27"	21' 42"	20' 39" ± 0 ' 58"

(○' △" : ○ min. △ sec.)

（YAKUGAKU ZASSHI 第124巻 6 号359頁よりタイトルを日本語に訳して転載）

　現在、残薬確認は薬剤服用歴管理指導料において包括的に評価されていますが、この評価に我々の研究成果がわずかでも貢献したに違いないと、密かに思っています。

　例を挙げるときりがありませんが、医療現場での業務の全てが研究テーマになりえます。

服薬情報提供料

　患者の服薬に関する情報を保険医療機関に提供することにより、医師の処方設計や患者の服薬の継続または中断の判断の参考とするなど、保険医療機関と保険薬局の連携の下に医薬品の適正使用を推進することを目的として、平成12年4月1日に薬剤服用歴管理料の加算として新設され、その後、平成14年4月1日の調剤報酬改定において、服薬情報提供料として再編されました。

　これは、患者の同意を得て、当該患者が現に受診している保険医療機関に対して、服薬状況等を示す文書を添えて薬剤の適正使用に必要な情報を提供した場合に、患者1人につき月1回に限り15点が算定されます。

(2)　理想的な研究のアウトカム

　研究のアウトカム、すなわち研究成果として、患者の臨床転帰・予後に対する医療従事者の介入効果を証明する研究は、各職種の有用性を示すのに強い説得力があり、とても理想的です。

　例えば、薬剤師が介入することで、患者の喘息発作が減少した、血圧や血糖値が改善した、低血糖等副作用の発生頻度が減少した、転倒回数が減少した等を証明する研究です。今後、特に在宅医療の現場で、このような研究が数多く実施されることが期待されます。

　各職種の有用性が知られることで、職能が評価されるとともに、有用とされた業務が積極的に行われるようになることで、患者に対しても大きなメリットがもたらされます。また、診療報酬に関連する研究テーマは診療報酬上の評価につながる可能性があるため、推奨されます。

(3)　業務が忙しくて研究する時間がない

　研究は業務時間外でしかできないし給与が上がるわけでもない、余暇を楽しむ時間が減るからやめておこう、自分がやらなくても誰かがやってくれるだろう、と考える医療従事者もいると思います。

　我々医療従事者は医療法などに明記される医療職であり、医療を通じて国民の健康に責任を負う立場にありますが、その責任に見合う国民の支持や診療報酬上の評価が十分に得られているとは言えません。

　医療従事者が国民に支持され、各々の職能が評価されるには、前述のとおり各々の業務が患者や国民にとって有益であることを証明し続けねばならず、それには医療従事者全員による研究の取組みが必要です。

(4)　おわりに

　本章を読んで研究に取り組んでみようと思われた方は、早速今日から職場での研究課題探しに取り掛かってください。

　私の経験では、何かをやってみようというモチベーションは取り掛かるまでの経過時間の二乗に反比例して減衰します。そして1週間後には「またいつかやろう」となってしまいます。「鉄は熱いうちに打て」です。

　そして、研究に取り掛かったら、3週間は諦めずに毎日続けてくださ

い。億劫な感覚が完全に消え去り、誰でも研究することを習慣化することができます。

Q&A

Q1：研究を始めたいのですが、なかなか研究テーマが見つかりません。

A1：医療現場で普段疑問に感じたり、問題だと思ったりしたことの中から研究テーマを探すのが良いと思います。研究テーマが決まったら、関連する先行研究を調査してください。調査の結果、既に論文化されているものは研究テーマにはなりません。ただし、その先行研究をさらに発展させるのであれば新たな研究テーマになります。なお、先行研究を数多く調べることは、研究方法の参考になりますし、論文を作成する際の引用文献にも使えますので、一石二鳥です。

Q2：忙しくて研究する時間がありません。

A2：最初は皆そのように言います。果たして、本当に時間は無いでしょうか？　1日24時間の生活パターンを見直せば、研究のために1〜2時間を確保することは可能ではないでしょうか。そこでお勧めの方法は、1日の中で研究のための時間帯を固定して確保することです。例えば朝1時間早く出社し、8時から9時まで研究するという方法です。そして他の予定は絶対に入れないことをルールとします。たとえ1日1時間でも、1年間では365時間という膨大な時間を研究のために確保できます。あるいは毎週月・水・金曜日の週3回に2時間確保するというのも良いと思います。是非、明日から取り組んでみてください。

Q3：職場の雰囲気が研究とはほど遠く、研究を始めたいと言い出しにくいのですが。

A3：これまでやったことの無い行動を急にとると、同僚はどう感じるだろうと、周りの目を気にするのは皆共通です。ところが、周囲の

人はあなたが思うほど他人の変化を気にしていません。コツコツと勉強したり研究に取り組む前向きな行動は、なおさら邪魔したり止めたりできないものです。逆に、薬剤師は世界中どの国でも真面目な人が多いので、あなたが誘えば、一緒に研究に取り組む仲間になってくれるのではないでしょうか。また、経営者の賛同が得られない場合は、平成30年に日本薬剤師会が制定した「薬剤師行動規範」が一つの根拠になると思います。規範には、薬剤師は「研究」を通じて学術発展へ寄与することや職能を向上させることが明記されています。

参考文献

[1] 久津間信明, 山浦克典, 保坂茂, 春日一夫, 是澤岳敏, 永村美穂, 高柳昌幸, 根本英一, 大嶋繁, 小林大介, 齋藤侑也. (2007). 医薬品画像を載せた薬袋の調剤過誤防止ツールとしての評価. YAKUGAKU ZASSHI, 127, 1515-1521.

[2] 中央社会保険医療協議会 総会（第317回）資料.（2015年12月4日）.

[3] 山浦克典, 増田道雄, 元橋克, 倉持欽也, 石塚とみ子, 染谷敏文, 菅沼康次, 元橋元. (2003). 岩井市におけるお薬手帳活用状況と医師によるお薬手帳の有用性評価. YAKUGAKU ZASSHI, 123, 151-155.

[4] 山浦克典, 室谷裕司, 小野裕, 久津間信明, 泉茂雄, 春日一夫. (2002). 処方薬の販売中止に伴う処方変更が引き起こす患者の不安意識―脳循環代謝改善剤ビンポセチンのケース―. 医薬品情報学, 4, 134-137.

[5] 久津間信明, 山浦克典, 中山恵, 並木美穂子, 秋庭啓子, 木村聡一郎, 上田秀雄, 沼尻幸彦, 小林大介, 森本雍憲. (2004). 飲み忘れ薬剤に対する適正使用推進のための再利用の実践. YAKUGAKU ZASSHI, 124, 355-364.

第 2 章

研究に必要な情報を収集しよう

ポイント

- 自分の研究に「オリジナリティ」や価値があることを確認するために既存の文献を調べる。
- 学術誌に掲載されているからといって、必ずしもその結論が真実であるとは言えない。論文は「批判的」に読み込むことが重要である。
- 証明したいことを証明する研究方法を探すために先行論文をたくさん集めて参考にする。
- 集めた論文はすぐに参照できるよう、きちんと整理して保管しておくこと。
- 身近にある医療従事者向けの雑誌や新聞なども研究の参考となる可能性があるため、常に注意を払うこと。
- まずはインターネットの検索サイトで関連の研究論文を探す。その他、大学や学会も活用することができる。

1 既存の文献（論文）を調べる

(1) 既存の文献（論文）を調べる理由

　身近な業務や活動のなかで研究テーマを探していて、ある研究課題を思いついた場合、一番大切なのはそれが「新しい」研究課題であるかどうかということです。研究において「オリジナリティ（新規性、独創性）」

は最も重要で、誰かが既に証明したり報告したりした研究課題では、価値はほとんどありません。

　もちろん同じ研究課題でも、対象や調査領域、調査方法、解析方法などが新しければ「オリジナリティ」は確保されます。その課題についてどこまで研究されているのかをまず調査し、自分の考えた課題に研究する価値が本当にあるのか確認することが必要となります。その際に、その研究領域の学術誌に掲載された「原著論文」を検索して、どのような研究報告がされているのか確認する必要があります。

(2)　論文の種類
①　原著論文

　論文といえば、通常は**表 2 － 1**の「原著論文」を指し、この「原著論文」を検索して確認する必要があります。「原著論文」は学術誌によって「一般論文（regular article）」「ノート（note）」「速報（letter、communication）」など、その研究内容や得られた結果の価値によっていくつか分類が見られますが、どれも複数の専門家による査読（peer review）の結果、その学術誌によって「オリジナリティのある研究」として価値があると認められて掲載されたものです。

②　症例（事例）報告（case report）

　新しい成果（仮説）を証明できるほどではありませんが、その領域の研究者にとって価値のある症例や事例を報告したものです。まずはこの「症例（事例）報告」の作成から始めるのも研究初心者にはお勧めです。

③　総説論文（review）

　特定の領域の原著論文の内容をまとめて分類したり、分かりやすく解説したもので、その研究課題の概要や最新の状況を確認するのには有用です。また、「総説論文」には専門家が確認した多くの「引用」論文が提示されているので、そこから必要な「原著論文」等を見つけられることもよくあります。自分の行った研究が「原著論文」として学術誌に掲載されて、その論文が他の研究論文に「引用」されることを目指して論

文を執筆しましょう。

　学術誌は全世界に膨大に存在します。大学の図書館などで陳列されている冊子はそのごく一部であり、冊子体のない Web 上のジャーナルも多くあります。そこから自分に必要な論文を検索するのは非常に大変ですが、後述するように多くの「検索サイト」があり、そこから絞り込んでいくことになります。

表 2 － 1　研究論文の種類

	目的	審査
原著論文	新しい研究成果について報告する。	あり（通常は複数の査読者による判定）
症例（事例）報告	まとまった研究ではないが、学術的に価値のある症例や事例を報告する。	あり
総説論文	今までの研究成果をまとめて分類したり解説したりする。	学術誌では通常あり。ない場合もある。
学位論文	博士号や修士号取得のための論文。	あり

(3)　論文は批判的に読み込む

　また、学術誌に掲載されているからといって、必ずしもその結論が真実であるとは言えません。学術誌の価値は主にその「引用数」から評価されるインパクトファクター（impact factor）で示されます。例えば "Nature" や "The Lancet" など、インパクトファクターが高い雑誌ほど掲載されるには厳しい審査が前提となるので、そこに掲載された原著論文の信憑性は高いと考えられますが、多くの研究論文が後で結論を訂正されているのも事実で、その訂正もまた論文として掲載されます。

　また、論文を日ごろから熟読するようになると、「意味が分からない」「何を比べているのかよく分からない」などの疑問に当たることがよくあります。もちろん知識不足が原因となることもありますが、審査されているとはいえ、論文に論理の矛盾がないとは言えません。

　例えば、自分に都合の良い測定方法や評価方法で行っていて、科学的

に必ずしも正しいとは言えないのではないか、という疑問を持つことも多いです。特に統計処理などは一見きちんと証明されていても、別の統計処理では証明できなかったり、特定の値だけが取り出されていて別の因子が無視されていたりすることがあります。

特に医療の研究では人が対象となることが多いので、いわゆる「バイアス（bias）」がかかっていることを考慮せず結果が導かれていることもしばしば見られます。

以上のことから「集めた文献が必ずしも全て正しい訳ではない」ということをいつも意識して論文を読む必要があります。もし科学的に正しくないことに気づいたら、それを証明するだけでも十分立派な研究になるということも常に意識すると良いでしょう。

(4) 論文の掲載数から分かること

調査した結果、研究しようとする領域に多くの論文が掲載されていれば、その研究課題に興味を持っている研究者が多く、それが重要な研究課題になっているということが分かります。また、それらの論文を引用することで、自分の実施した研究がいかに意義のある課題であるかを容易に説明できます。したがって、その研究課題で「オリジナリティ」のある研究成果が出せれば、とても評価の高い研究になる可能性が高くなります。

あまり投稿論文の多くない研究課題である場合は、「オリジナリティ」のある研究課題が見つけやすいことになりますが、逆に論文執筆の際、なぜその研究課題が重要であるかをかなり詳細に、かつ分かりやすく説明する必要が出てきます。

(5) 先行研究を調べ、自分の研究にオリジナリティ・意義があるか確認する

先行論文を調査する一番の目的は、今から証明しようとする自分の研究がまだ誰もやっていない内容であることを確認することと、自分が行う研究に学術的にどのような意義があるかを確認することです。先行論文に書かれているその研究の背景や、経緯、証明されている事実などは

当然自分が執筆する論文の参考にもなりますし、積極的に引用して自分の証明したいことの論旨について、「ここまでは証明されているがその先を証明する必要があり、それを自分の研究で立証しているのだ…」という大まかな枠組みを説明するために重要です。

　例えば薬局での検体測定室における血液検査の結果を分析しようとする場合、「(1)　既存の文献（論文）を調べる理由」で述べたように、まず先行して論文が掲載されてないか確認することになります。

　「検体測定室」「生活習慣病」「薬局」「薬剤師」「血液検査」などのキーワードで検索してみると、HbA1cや血中脂質などの血液検査結果を論じた論文や生活習慣病の予防として血液検査結果を利用している論文は多く見受けられますが、薬局、特に日本の薬局で行った血液検査について論じているものはほとんどありません。つまり、日本の薬局で血液検査をした結果を論じることは「オリジナリティ」が高い可能性があるということです。

(6)　先行文献を調べ、研究方法の参考にする

　次に考えなければいけないのは「何を証明するのか」ということです。自分の研究で証明したいことを明確にする必要があります。

　例えば、「薬局で血液検査を行えば生活習慣病の予防に役立つ」という仮説を立てたとします。これを証明するためにはどのような方法で研究すれば良いのか……その方法を探すために先行論文をたくさん集めて参考にしていくことになります。

　まずは先ほどの仮説「薬局で血液検査を行えば生活習慣病の予防に役立つ」の「予防に役立つ」を、どのように証明するか考えなければいけません。「生活習慣病になりにくい」ということで証明する場合、血液検査した人を何十年も追跡してその人の健康データを集め続ける必要があります。そのような前向きのコホート研究は非常に魅力的ですが、個人でできるレベルの研究ではありません。

　例えば「生活習慣病」を「糖尿病」とし、「予防に役立つ」を「検査した人はHbA1cの値が上がりにくい」という領域に限って示すだけで

も証明にはなると考え、今度はキーワードを「糖尿病」「HbA1c」「予防」などにして検索します。すると薬局で行った血液検査の例はなくても、病院や健康診断あるいは医療従事者が介入することで積極的に予防できたことを証明する研究などを見つけることができます。

　そこで、「予防効果」があったことをどのように立証しているか詳細にその論文を読み、「どんな集団」に「どのような検査を実施し」「どのような結果」を「どのように分析して導いているか」を確認していきます。分析は、実際の検査値だけではなく、いろいろな条件、例えば性別、年齢、BMIや食生活、運動、体重、血圧、既往歴、服用している薬なども含めて行います。それらの条件についてもどのように記録し、分析したかを調べていくと、「血液検査を行えば糖尿病の予防に役立つ」ことを証明するためには、ただ検査値を論じれば良いのではなく、付随するいくつもの条件を検討しなければならないということが分かるでしょう。

　自分の研究で調査した項目についても、先行論文を参考にしたことを引用すれば、自分勝手に条件を選んだのではなく、きちんと証明に使用され有効性が確認された方法を用いていることが担保されます。

　「予防に役立つ」ことを証明するために「生活習慣が改善される」ことを証明しても良いでしょう。「生活習慣」「改善」「運動」「食事」「睡眠」などをキーワードとして検索すると、生活習慣の改善がどのように測定されているかが分かる多くの報告が見つかります。被験者へのアンケート、記録、聞き取りなどが主になると思われますが、そういう「聞き取り調査」から分析する方法も数多く存在します。

　運動や食事の改善を確認するためには、学会で提唱されたり、有効性が多くの研究で確認されたスタンダードなアンケート（調査票）が多くあることも分かるでしょう。それらのアンケートを利用して、薬局で血液検査を実施した被験者に、一定期間定期的に聞き取りを行うことでも「予防に役立つ」ことを証明することができます。

　このように、まずは自分の立てた「仮説」は、何をどのように調べた

ら立証できるのか、そのあたりの調査項目や方法などを実際に「測定」できるものに落とし込んでいく際に先行論文の調査は必須です。「測定」の方法が決まってきたら、さらに具体的な測定方法や分析方法などを検索していけば良いでしょう。

　病院や薬局などでの研究では、アンケートや聞き取りなどの結果を分析することも多くなると思われますが、その際は「統計処理」で有意差があるかどうかを示すことになります。先行論文ではどのような統計手法を用いているかを確認しておくことも重要です。

　試験管に試薬を入れて反応させて新しい化合物を作り、それが合成できているかどうかは、機器分析などで客観的に証明できますが、人間の行動や変化などは、多くの人間の状態を調査し、統計的な処理で立証していくことが一般的です。その場合の、何を調べて、何を測定し、どのように解析するかという手法は分かりにくく曖昧なことが多いです。先行論文を参考にして条件や対象、人数などを変更することで先行論文の方法を利用できないか常に考え、利用できる場合は利用できるようにするためになるべく多くの論文を集めておく必要があります。

2　論文作成時の「引用文献」の準備

　研究成果をまとめて論文を作成する際、研究の背景から研究方法、解析について参考にした先行論文（論文だけとは限らない。書籍、ガイドライン、ホームページ、白書、学会発表なども含まれる）は、論文の末尾に「引用文献（References）」としてまとめて掲載する必要があります。そのため、参考にした資料はきちんと整理して保存しておくことが重要です。

　「引用文献（References）」の記載の仕方は、学会誌ごとに規定が異なります。雑誌の投稿規定をよく読んで確認してから作成しましょう。

　なお、“EndNote” などの文献管理を行うソフトを利用すると、論文をパソコンなどに手軽に収集し、リストを作成でき、必要な論文を必要なときに探し出すことが容易になります。集めた論文はすぐに参照でき

るよう、きちんと整理して保管しておくことが必須です。

3 参考になる研究や論文を探す具体的な方法

(1) 身近な資料にいつも注意を払う

　膨大な研究論文が毎日発表されていますが、そのなかから自分の欲しい研究論文を探すことは少し経験のいる作業です。

　病院などにも各職種向けの雑誌や新聞などが置いてあると思われますが、それをきちんとチェックするだけでも研究のテーマは探すことができます。製薬会社の説明会や研修会の資料なども「研究」という観点から見るといろいろな疑問や気づきが生じ、これらは研究につながります。

　それら資料の「引用文献」も確実に保管しておきましょう。身近な資料にも研究論文の糸口はあります。「引用文献」のリストがあれば、その論文そのものを手に入れることが可能になります。有料で簡単には手に入らない論文でも、資料元の著者や説明者、講演者などにお願いして手に入れることができる場合もあります。その依頼を通じてさらなる研究についての資料が得られることもあります。

(2) インターネットで検索

　研究のアイデアが浮かんだら、まずはインターネットの検索サイトで関連の研究論文を探すことが第一歩となります。自分が必要とする論文を効率的に探すには多少経験が必要ですが、日常生活でいつも行っているインターネットの検索作業とさほど変わりません。

① Google、Yahoo！などの一般的な検索サイト

　GoogleやYahoo！などの一般的な検索サイトでも、かなり詳しいところまで探すことが可能です。先ほどの例のように「検体測定室」「生活習慣病」「薬局」「薬剤師」「血液検査」などのキーワードを入れて検索すると、多くのサイトが候補として上がってきます。

　複数のキーワードを入れれば、検索結果は少しずつ絞られてきます。

この検索では、論文そのものに直接あたることは難しいですが、どのような「話題」があるかを広く確認することができ、そのなかに自分の研究に関係するものがあれば、そこからインターネットで次々に探していくことができます。

　このような検索で一番重要なのは、その情報の「信頼性」です。大学、学会や国の機関等（厚生労働省、医薬品医療機器総合機構等）、信頼できる団体や機関から提示されているものを当然優先して選択する必要がありますが、その情報が「いつ」発信されたものであるかということを必ずチェックしましょう。面白そうな情報でも、10年も前の情報である場合は、新しい情報が出されている可能性があります。

②　Google Scholar（https://scholar.google.co.jp/）

　Google 検索サイトで学術研究に特化した無料検索サイト。分野や発行元を問わず、学術出版社、専門学会、大学などの学術誌、論文、書籍、記事などを検索できるサイトで、利点は日本語でも英語でも検索ができることです。したがって、日本国内の論文や学術記事も検索できますし、英語の論文なども幅広く検索できます。

　また、全文を閲覧することができる論文もあります。研究初心者でも容易に検索でき、とても便利です。

　検索の仕方は一般的な検索方法と変わりませんが、「検索オプション」を使用すると、かなり絞込みができます。「検索オプション」では検索演算を利用することができます。数学の集合で学習した AND OR NOT の知識を思い出して、例えば、キーワードに「糖尿病」「HbA１c」「薬局」を全て含むが「病院」を含まないというような検索を行うと、生活習慣病の予防で薬局が中心になって行っている糖尿病の測定についての報告や論文がかなり絞られて検索結果に提示されます。

　著者を絞って資料を探したいときは、検索オプションでも検索することができますが、検索ワード入力欄に引用符で囲んで人名を入力すれば良いでしょう。

　また、例えば「生活習慣病を予防する」というようなフレーズでも検索することができます。それ以外にも発表された日付や出典などで絞り

込むことができます。

　検索で表示された文献をクリックすれば、それが閲覧可能なものであれば、PDF ファイルなどで文献を入手することができます。

　本サイトの詳細な使い方はホームページなどから調べることができるので、それらを参考に実際に検索を行ってみましょう。

※Google Scholar について：https://scholar.google.co.jp/intl/ja/scholar/about.html

③　iyaku Search（http://database.japic.or.jp/is/top/index.jsp）

　医薬品情報を提供している一般財団法人日本医薬情報センター（JAPIC）が運営している医薬品情報検索サイト「iyaku Search」は、日本の医療関連の雑誌や記事、学会情報などをほぼ網羅していて、和文の情報を検索するのに便利です。外国の文献や情報もある程度検索できます。

　まず、自分が考えた研究について日本国内ではどのような研究報告がなされているのか調査する必要があると思いますが、その際に利用すると良いでしょう。

　ただし、この検索サイトは、検索そのものは無料でできますが、抄録などを閲覧するのは有料となっています。個人で有料登録をしても良いですが、大学や病院、医薬品関連企業などは JAPIC の会員になっている場合が多く、それらの施設では有料付加情報を閲覧することができます。

　この検索サイトの使い方については、検索画面上部にある「iyaku Search の使い方」を参考にすれば良いでしょう。医薬文献情報をクリックすると表示される検索ボックスにキーワードを入力すると、文献タイトル、著者名、雑誌名が表示されます。この検索画面では、論文種別や年月指定などが簡易に設定できるようになっています。また、検索語の入力の際 ＊（AND）、＋（OR）、＃（NOT）を付ければ検索演算が簡単に実施できます。J-STAGE の表示があるものは、そこをクリックすれば J-STAGE の画面から論文の全文を見ることができるようになっています。

　検索画面の下にある「エキスパート検索」を利用すると、キーワードに関連する病名や医薬品名などの語句が表示され、それらを含んだ検索をすることができ、正式な病名などが分からないときなどは便利です。

　国内で開催される学会の情報も豊富で、医薬品の基本的な情報から、文献検索、学会検索など、研究に必要な幅広い検索に利用することができます。

④　Minds（http://minds.jcqhc.or.jp/）

　「診療ガイドライン」の情報は重要です。ガイドラインには参考文献が載っていることが多い上に、研究の基礎的な判断基準にできることも多いためです。

　例えば糖尿病のガイドラインについて、インターネットなら世界中のガイドラインを確認することができます。大きな学会、例えば「日本糖尿病学会」などのホームページを見ると、最新のガイドラインが掲載されていますが、残念ながら学会員でないと全文を確認できなかったり、有料の書籍でしか確認できないこともあります。

　「診療ガイドライン」を探すなら、公益財団法人日本医療機能評価機構が運営している Minds というホームページが便利です。ホームページのメインメニューから疾患や領域別に検索して確認することができます。

⑤　PubMed（http://www.ncbi.nlm.nih.gov/pubmed）

　PubMed は米国国立医学図書館（NLM）が運営する最も有名な無料の文献検索サイトです。世界中の研究者が必ず検索に利用するサイトであり、英文の論文を検索するにはまずこの検索サイトを利用します。ただ、このサイトを利用するには、相応の英語力が必要になります。

　病院や薬局の研究では、日本国内でどのような研究が行われているかを知る必要があるので、日本語の文献を検索して参考にすることは研究の第一歩としては問題ありません。しかし、質の高い研究はほとんど全てが英語で発表されていて、日本で行われた研究も英文誌での掲載が目標となります。世界中の研究者に自分の研究の「オリジナリティ」など

の価値を認めてもらうには、研究者の共通言語である英語での発表が必須となるからです。

　英語の論文は、とにかく辞書を使ってでもたくさん読んでみることです。専門的な単語や略語などに慣れれば、むしろ英語は論理的な表現が日本語よりはっきりしているし、基礎的な文法さえ習得していれば、内容を理解することはそれほど難しくありません。英語の論文を読むことで英語の単語や表示に慣れてしまえば、PubMed の検索も先に挙げた日本語の検索サイトとほぼ同じように使うことができます。

　まず PubMed のホームページにアクセスすると、一番上に検索キーワードを入れる検索ボックスがあります。そこに探したい文献のキーワードや著者名、雑誌名などを入力して、＜Search＞をクリックすれば、検索結果が表示されます。絞込みのキーワードを検索ボックスのなかに足して検索して絞り込んでいくのは他のサイトと同様です。

　絞込みを進めるための検索演算は、検索ボックスの下にある＜Advanced＞をクリックすると絞込みのオプションが表示され、絞込みの履歴が見られるので、それを活用すると便利です。

　検索された文献のタイトルをクリックすると、その文献の要約（Abstract）が表示されるので、それで文献の概要を確認することができます。

　検索した論文をさらに確認するためには、サイドバーにある Article types や Text availability などをクリックして表示させると、論文タイトルの領域にダウンロードなどの情報が表示されるので、それを利用します。

　ホームページの PubMed Quick Start Guide などを見れば基本的な PubMed の利用方法は理解できます。また、大学図書館などが使用方法について日本語のマニュアルなどを冊子やインターネット上に公開しているので、それを参考に実際に検索を行ってみましょう。

　また "CareNet（http://www.carenet.com/）" などの医療者向けの情報サービスホームページでは PubMed 検索のサポートも行っているの

で、これらを利用するのも良いでしょう。

　自分の研究論文が PubMed で検索して表示されるようになれば、世界の研究者に仲間入りをしたことになります。それを目指して頑張りましょう。

シソーラス（Thesaurus）

　研究論文などをキーワードで検索する際、そのキーワードが汎用されている言葉なのか、さらに適切な言葉はないのかなどが不明であることはよくあります。特に医療の単語は専門用語でいくつもの表示の仕方があるため、どれをキーワードとして入力すれば良いか迷うことはしばしばです。

　本章で述べてきた検索サイトには「シソーラス」という類義語の辞典のようなシステムがあり、検索する単語に関係するものは検索サイトの辞典に従って自動的に検索がかかるため、その検索サイトで使用されている単語であれば、類義の単語も一緒に検索条件に入ることになります。この機能は検索する作業上はとても便利ですが、予期しない論文まで膨大に検索されてしまうこともあります。

　どのような単語を含んで検索されているかは、例えば、PubMed では MeSH 用語としてグルーピング（検索画面の Search details に表示）されているので、それを確認すれば分かります。

　iyaku Search では、＜エキスパート検索＞で関連用語を自分で選んで検索できるようになっているので、シソーラスが利用しやすくなっています。

　検索サイトとして PubMed が優れている理由として、無料で誰でも使用できること、医療関連の主要な雑誌などが広い範囲で網羅されていること、更新が的確に実施されていることなどが挙げられますが、例えば PubMed では和文の雑誌はほとんど網羅されていない（和文の文献も検索で提示はされます。文献タイトル末尾に Japanese と記載）ように、それぞれの検索サイトのポリシーによって収集されているデータも検索される結果も異なるので、複数のサイトを上手に活用して必要な文献を収集する必要があります。

検索して文献タイトルが分かっても、実際には Abstract のみで原著の全てを見ることができない論文も多くあります。それらの論文を手に入れるには、大学の図書館で相談するか、著者に直接論文を送ってくれるよう依頼するなどしかありません。

4　文献検索以外でもできる情報収集

(1)　大学を活用しよう

検索して見つけ出した自分の研究に参考になりそうな文献も、その内容を見ることができなければ参考にすることができません。

J-STAGE（https://www.jstage.jst.go.jp/browse/-char/ja/）など、無料で文献を閲覧できるサイトもあるので、まずはそれを確認します。

それでも文献が手に入らないときは、大学や研究所などの図書館を利用するのが一般的です。大学や研究所などは研究のために多くの学術雑誌を購入して保管していたり、Web 上で閲覧してダウンロードできる権利を有しているので、それらを閲覧できる可能性が高いです。

ただ、学術雑誌、特に欧米の雑誌は種類も多く、図書館で必ず手に入るとは限りません。また、和文の雑誌の場合は、ごく限られた図書館にしか所蔵されていないことも多くあります。多くの図書館では、その文献がどこの図書館で手に入るか調べてもらうことができます。送料や複写代などの費用はかかりますが、その図書館から他の図書館に文献の提供の依頼をしてもらい、取り寄せることもできます。

大学の学生や教員なら、その大学の図書館を利用することは容易ですが、医療従事者が大学の図書館を利用することは難しい場合が多いです。普段から研究を進め、文献などを手軽に利用するために、大学の「研究員」に登録させてもらうのも一つの方法です。大学の規定によりますが、「研究員」に登録すれば大学内の図書館を利用することができ、研究室から検索した文献を閲覧したり、ダウンロードやコピーをすることもできるようになります。

　何より「研究員」として研究室で大学教員や大学院生と交流するようになれば、研究そのものについて研究上級者に気軽に相談できるようになります。文献の検索から研究方法、統計解析や論文の執筆まで詳しく指導してもらうこともできますし、病院や薬局などでデータを収集分析する研究を共同で進めるのも良いかもしれません。

　自分一人で文献を検索して研究計画を立て、それを実施し、結果を解析して論文にまとめて提出し、学術誌に掲載されることが「研究者」の基礎です。それを仕事として毎日行っている人達が大学にはたくさんいるわけですから、具体的なテーマで指導してもらえば、自分一人で頑張るよりも着実に研究の能力が身に付くはずです。大学の研究者にとっても医療現場から提示される研究テーマは、大学のなかで考えているテーマとは違った重要なテーマになりえることが多いと考えられます。医療現場の医療従事者と大学教員との学術的な交流は、双方にメリットがあります。

　自分の出身の大学、あるいは自分の住む地域にある大学などに一度話を聞きに行ってみてはどうでしょうか。それは「研究者」としてのパスポートである「博士号」を取得する道にもつながります。現在、現場で働く多くの薬剤師が Pharmacist-Scientist として活躍することを目指して社会人大学院で学んでいます。

(2)　学会に入って情報収集

　学会というと難しい発表が並んでいて堅苦しいという印象がありますが、学会は研究者の交流の場、意見交換の場です。研究領域の同じ研究者仲間が自分の研究を発表し合って成果を報告するとともに、その研究に興味のある人から意見や質問を受けるなかで研究のヒントをもらうのが学会の大きな目的です。

　学会発表には通常、口頭発表とポスター発表があります。また、論文審査のような厳しい審査を受けて行われるわけではなく、簡単な確認のみで発表が許可される場合がほとんどです。したがって、論文として掲

載された研究発表もありますが、検証や解析が不十分な研究発表もあります。学会についてはそれを理解した上で、自分達の現在の研究成果を持ち寄って情報交換する場と考えれば良いでしょう。

　まず、学会抄録などから自分の研究に関係のありそうな発表を探し、実際にその口頭発表やポスター発表を確認します。既に自分の考えたような研究を発表者が始めていることもあるので、どの程度進んでいるのか、参考になることはないか情報を収集しましょう。疑問に思ったことなどは、発表者に直接質問することもできます。文献検索も良いですが、学会には同じような領域に興味のある専門家が集まるので、集約した情報を一括して得られることが多いです。

　また、自分の研究に直接関係のない発表でも、注意深く見ていると研究方法のヒントになったり、新しい研究テーマを見つけられることもあります。学会は、論文作成のための最も手軽な情報源です。

　学会では発表やシンポジウム、講演、文献などで名前を見たことのある研究者に直接会って話ができることも多いです。興味のある領域の学会にまずは参加してみましょう。学会はその学会の会員でなくても、年会・学術大会などと呼ばれる発表会に参加することはできますが、できればその学会員になって、学会から発信される情報を得る方が研究には有意義です。

　また、学会員になったら大会で発表することができるようになるので、是非自分の研究をスライドやポスターにして発表しましょう。そうすれば多くの研究者から自分の研究について有益な意見を得ることができます。これは研究技能のスキルも研究発表のスキルもレベルアップできる良い機会となるはずです。

　多くの学会が研究論文を掲載する学会誌（例：日本薬学会の薬学雑誌、日本医療薬学会の医療薬学など）を発行しています。その学会から発行される学会誌を定期的に読んでおくことは、その領域の研究のトレンドを理解し、今どのようなことが研究課題になるかを知る上でとても役に

立ちます。もちろん、その学会誌に投稿して掲載されることが目標であることは言うまでもありませんが、学会誌としてまとまった論文情報をきちんと定期的にチェックするだけでも、研究、特に論文作成には十分役立ちます。

　まずは学会の大会に参加し、情報を収集するところから始めてみましょう（**表2−2**参照）。

表2−2　学会の例（これは一例ですので、自分の興味のある学会を検索して、大会がいつ行われるか調べてみましょう）

日本医学会	http://jams.med.or.jp/
日本東洋医学会	http://www.jsom.or.jp/
日本在宅医学会	http://www.zaitakuigakkai.org/
日本病理学会	http://pathology.or.jp/
日本癌学会	http://www.jca.gr.jp/
日本褥瘡学会	http://www.jspu.org/
日本緩和医療学会	https://www.jspm.ne.jp/
日本看護学会	https://www.nurse.or.jp/nursing/education/gakkai/
日本プライマリ・ケア連合学会	http://www.primary-care.or.jp/
日本薬学会	http://www.pharm.or.jp/
日本医療薬学会	http://www.jsphcs.jp/
日本医薬品情報学会	http://www.jasdi.jp/

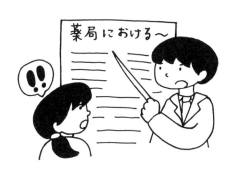

Q&A

Q1：論文作成の準備で一番重要なことは何でしょうか？

A1：それは、研究計画書を作成するときからその研究結果を論文にすることを意識して、しっかりした論理性のある計画を立てることです。論文作成は、自分が立てた仮説の正しさを科学的にきちんと証明する作業です。そのためには、その論文の骨子（ストーリー）が、誰が見ても分かりやすく正確で論理的であることが重要です。「何のためにこの研究をするのか、その意義は何か」「自分の証明する仮説は何か」「どのような方法で測定し考察するのか、そこに論理的な矛盾は無いか」という、この骨子（ストーリー）をしっかり組み立てて研究を開始することができれば、その骨子（ストーリー）をそのまま論文にしていけばよいわけです。もちろん、研究遂行の過程で仮説が変わったり、測定方法に変更が必要だったりすることはあると思いますが、そのたびに骨子（ストーリー）を見直し論文にすることを目標に研究を進めていくことが重要です。研究を始めるときから論文にすることを想定して研究を進めましょう。そうすることで、しっかりした研究を行うことにもつながります。

Q2：研究を行うには学会に入る必要があるのでしょうか？

A2：もちろん学会に入会していなくても研究を行うことはできます。また、学会に入らなくても多くの論文を読むことは可能です。しかし、学会に入会するメリットは、まず、自分の行っている研究領域の動向を随時把握できること、そして研究の検討を一緒にできる仲間ができることかもしれません。学会が発行する雑誌も、一般には得られないその領域ならではの情報が多く載っています。また、論文投稿先の多くは学会ですので、その学会で自分が投稿する研究論文の領域がどのような評価を受けているのか常に確認しておくことは、論文掲載が採択されるかどうかに大きく関わってきます。

　どの学会に入ればよいか迷う時は、日本薬学会や日本医療薬学会など、薬剤師が多く所属する大きな学会に入会し、まずは大会や年

会などに参加してみることから始めてください。そこで、自分の興味のある領域の情報を得てさらに専門的な学会に入会するというのが一般的かと思います。専門薬剤師制度なども学会主導で進められています。薬剤師業務のレベルアップを図るためにも是非学会に入会し、積極的に情報収集を行うことをお勧めします。

第 **3** 章

研究を計画しよう

ポイント

- 研究は段階的かつ継続的に行うものであり、一つの取組みだけでは完結しないものがほとんどである。
- 実行可能性とエビデンスレベルを考慮しながら、結論を導くまでの段階的な計画を立てることが大切である。
- 各段階のねらいに即した研究デザインや方法を考える。数値データの統計学的解析では解決できない課題もある。
- 人や社会との関わりが深い領域では、質的研究法に基づく研究が多く行われている。
- 質的研究に取り組むことは人間や社会への理解にもつながる。

1 はじめに

　一つの取組みだけで完結するような研究は、ほとんどありません。というより、むしろ、一つの取組みだけで完結しない方が良いというのが私の研究に対する考えです。

　手技を身につけるまで何度も失敗しながら実験ができるようになっていくように、研究も試行的なことを繰り返しながら、うまく進められるようになっていきます。最初は実行可能な範囲で、段階的に計画して実行することを推奨します。そして、一つ成果が得られたら、それをさらに発展させていきましょう。

しかし、研究には時間、人手、被験者の協力などが必要であり、失敗を前提に取り組むわけにはいきません。そこで、一つ一つの段階ごとにしっかりとした計画を立てる必要があります。

2 研究方針を立てる

(1) 段階をつくる

　研究しようと思ったときには、既に関心のあることが限定されていることが多いものです。自分のやりたいテーマが見つかった後に行うことは、第2章で解説されているように、まずそのテーマに関わる現状や先行研究についてくまなく調べることです。そして、明らかとなっていない点や疑問点、問題点などを整理し、研究のテーマをより明確にします。

　多くのことに関心があったとしても、設定する課題や仮説は一つに絞った方が良いです。研究は、段階的かつ継続的に行うものです。一つ目の研究から得られた知見を次の課題へと結びつけていくことで、関連領域への理解が深まり、意義が高い研究へと発展していきます。全体像をイメージすることが重要となります。段階的に取り組む研究の具体例を、**表3-1**に例示します。

(2) 目的に沿った方法を選択する

　設定する課題を絞り、研究で知りたいこと、明らかにしたいことを明確にしたものが「目的」です。

　表3-1の例1では、第1段階と第2段階でアンケート調査を実施していますが、その目的は実態把握と問題点の抽出であるため、時間軸を置く必要がなく、横断的なアンケート調査の手法を選択しています。そして、その次の第3段階では、ある特定のサービスを提供したことによる効果を測定することが目的であるため、介入研究を実施しています。

表3－1　段階的に進めた研究例

例1	
研究課題 （全体のテーマ）	薬局利用者が満足する薬局サービスを提供することは、薬局の継続的利用につながるか
準備段階 （研究着手前）	薬局における業務改善目的のアンケート調査の実施
第1段階	薬局利用者（患者）を対象にアンケート調査を実施し、薬局利用の満足度、薬局を選定した理由などを把握する。 研究デザイン：アンケート調査による横断研究
第2段階	一般の方を対象にアンケート調査を実施し、薬局利用の頻度、薬局で経験したこと、薬局に期待すること、薬局利用の満足度を調査し、満足度に影響するサービスを抽出する。 研究デザイン：アンケート調査による横断研究
第3段階	第2段階で得られた結果に基づき、一般の方が薬局に期待し、かつ、満足度にも影響するサービスを実際に提供し、満足度や継続的利用に効果があるかを検証する。 研究デザイン：対照群を置く介入研究
例2	
研究課題 （全体のテーマ）	薬剤師による喘息患者への吸入指導は治療効果を高めるか
準備段階 （研究着手前）	医療機関における吸入指導の実践、患者の問題点の把握、医師との連携体制の確立
第1段階	医療機関において、少人数の通院患者を対象として、医師の診察後に薬剤師が吸入指導を実施し、その効果を測定する。 研究デザイン：対照群を置かない介入研究（前後比較）
第2段階	複数の薬局において、第1段階よりも対象者を増やして、第1段階を踏まえて作成したプロトコルに従い、薬局の薬剤師が吸入指導を実施した効果を測定する。 研究デザイン：対照群を置く介入研究

既に実施例が蓄積されて必要十分なデータが入手できるのであれば、後ろ向き研究で検証できる可能性がありましたが、この研究では介入方法を標準化する必要もあったため、前向きにデータを収集することが妥当でした。

　このように、目的が明確になると方法も自ずと決まってきます。また、実行可能性に合わせて目的の方を調整しなければならない場合もありますが、"実行できる"ことを優先してください。
　研究では、その意義だけでなく、このような段階や過程を他者に分かりやすく伝えることも大切です。現状や先行研究（自分が行った研究も含めて）などを調べたこと、把握できたことを踏まえて、なぜこの課題に取組む必要があるのかを論理的に説明できるように整理しておきましょう。

(3)　結果をイメージして方法を考える

　研究で知りたいことや明らかにしたいことを、どのような結果で説明すれば良いでしょうか。
　研究の方法は、課題や仮説を説明するために、どのようなデータが必要なのか、また、それをどのように収集し、集計、分析、評価すれば良いのかなどを考えながら決めます。つまり、方法を決めるためには、結果をイメージすることが重要です。
　研究成果を学会や論文として発表するのであれば、そこで結果をどう表現するかまでイメージすると、方法が決めやすくなります。分析・評価の方法に合わせて、収集するデータの内容や形式、調査対象の数、標本抽出の方法などを設定します。
　ここで注意しなければならないのは、収集するデータが説明に適しているかどうかです。肝心な数値が抜けているといったことのないように計画しなければなりません。かといって、網羅的にデータを収集しても、結果として労力だけ費やすことになりかねません。収集するデータは、分析・評価に使用するものを吟味して選定します。また、現実に入手可能なデータで説明できるように工夫することも必要です。

(4)　研究計画書を作成する

　目的とその背景が明確となり、結果の表現をイメージして方法を決定すれば、研究計画書を問題なく作成することができるでしょう。ここまでの段階で不明瞭なことが残っている場合は、まだ調査や試験を開始することはできません。

　研究計画を立てることは、研究を行うにあたって最も重要なプロセスであり、十分時間をかける必要があります。

　十分に検討された研究計画書を書いておくと、研究の円滑な遂行に結びつくだけでなく、学会発表や論文作成時にも有効に利用することができます。学会発表や論文の一部になると考えて、研究計画書を作成しましょう。研究計画書の作成方法については、第5章を参照してください。

3　質的研究と量的研究

(1)　質的研究の必要性とは

　研究で知りたいこと、明らかにしたいことのなかには、数値データを集計して、統計解析をすることでは説明できないこともあります。

　例えば、医療従事者と患者の信頼関係が構築されるまでの過程を知りたい、服薬行動につながる患者心理を知りたいなどの場合、「こうであるはず」と研究者が設定した仮説を検証するだけでは不十分な場合がよくあります。

　このような人の行動や特定の現象を説明するためには、アンケート調査や実験データを集めて統計解析をするような手法、いわゆる量的研究ではなく、質的研究が適することがあります。

　質的研究では、まず仮説を置かずに人の行動や社会現象を詳細に観察し、その行動や現象を説明する要素やその関連性を見つけていきます。

　収集方法はインタビューや観察などであり、収集するデータは、音声、映像、文書などが主ですが、データをむやみに収集して研究者が自由な手法で解析しているわけではありません。質的研究には確立された方法論があります。

量的研究で行う実験や解析の手法は経験しなければ理解することができませんが、それは質的研究も同様です。広くデータを収集することが前提となるため、量的研究よりも解析に膨大な時間と手間を要することになります。二つの研究の手順を**表3－2**に示します。ハウツー本も出版されていますが、質的研究の経験者に相談しながら取り組むことを強くお勧めします。

表3－2　質的研究と量的研究の手順の比較

質的研究法	量的研究法
行動・現象の観察	仮説の設定
↓	↓
データを収集	測定尺度を設定
↓	↓
客観的に眺める	調査・実験
↓	↓
仮説・理論を生成	統計処理など
	↓
	仮説の検証

(2)　質的研究と量的研究の違い

　表3－3は、筆者が行った服薬アドヒアランスに関する二つの研究を比較したものです。

表3－3　質的研究と量的研究の研究計画例

	質的研究の例	量的研究の例
課題	服薬アドヒアランス低下の要因とその生成プロセスの探求	お薬手帳を利用した残薬確認の有用性の評価
背景	患者が指示どおりに服薬しない理由は複数あり、それに対する方策として製剤設計や処方上の工夫、調剤の工夫、患者教育、投薬後のフォローアップなどが有用であることが報告されている。しかし、	先行研究からは、患者の飲み忘れなどの服薬アドヒアランスの低下の他に、医療従事者間で患者の服薬状況の情報共有が不足していることも残薬が解消しないことにつながると指摘されている。情報共

	これらが患者の問題解消には至らない場合があり、その原因として、患者の服薬行動につながるプロセスが医療従事者に十分理解されていないことが考えられる。	有のツールとしてお薬手帳を積極的に活用することが残薬確認に有用と考えられる。
目的	服薬しない行動につながる要因を患者の語りから把握する。	お薬手帳を利用した残薬確認の有用性を評価する。
対象者	郵送によるアンケート調査において、非服用薬があると回答した通院患者のうち、面接調査への協力意思が得られた者29人。	協力薬局において開始時に 2 か月分以上の調剤を受けている20歳以上の男女50人。
方法	患者アンケート調査で、服用しない薬がある回答者を対象に、訪問によるインタビュー調査を実施する。薬の服用について患者が語った内容をグラウンデッド・セオリー・アプローチにより分析する。インタビューが完了した者から逐次分析し、理論的飽和に達した時点（人数）で終了とする。	お薬手帳を活用した残薬確認方法は、①患者が 1 週間に 1 回はお薬手帳に余った薬剤の錠数を記入する、②薬剤師は外来対応時に、錠数から残っている日数を算出し、お薬手帳に残薬となった理由とともに記入して患者へ返却する、③患者は、次回の診察の際にお薬手帳を医師に見せることにより、医療従事者と患者間での情報共有を反映させる。
測定項目	インタビューの逐語禄を作成し、カテゴリーの概念を抽出する。	■研究開始 2 か月後および 4 か月後 ・残薬の有無 ・残薬がある場合は数量、理由 ・薬剤師の対応 ・処方変更の有無 ・患者のお薬手帳への残薬数の記載の有無 ・患者の医師へのお薬手帳の提示状況
統計解析	なし	研究開始 2 か月後および 4 か月後の有意差検定（$\chi 2$検定）

まず、量的研究の例では、「お薬手帳を利用することで、残薬の積極的管理の有用性が高まる」という仮説を置いています。それを検証するために、必要な対象者数を設定し、介入前後の比較を行うことにしました（この研究では、類似する先行研究などから予測した差や標準偏差などから50人を算出しています）。

　まず2か月間お薬手帳を通常どおりの方法で使用する期間とし、その後の2か月はお薬手帳を積極的に使用する期間として、お薬手帳を積極的に使用する前と後とのデータを比較します。

　収集したデータから、患者のお薬手帳への残薬数の記載率・医師へのお薬手帳の提示率、残薬の理由の把握率を算出し、χ^2検定による有意差検定を実施することとしました。

　一方、質的研究の例は、仮説を置かずに服薬アドヒアランスが低下している患者にインタビューをして、そのデータからアドヒアランス低下に関わる要因とそのプロセスの理論を構築しようとするものです。

　手法として用いるグラウンデッド・セオリー・アプローチは、「データに根ざした理論」などと訳されます。この手法の特徴は、逐語筆記されたデータ（語られた内容）に密着しながら問題となる事象との関連箇所に着目し、その意味を解釈することです。

　そして、その部分を具体例とする説明概念を生成します。生成した概念が分析者の恣意的な解釈によって形成されないようにするために、その概念と対局するような概念に該当する記述がないかどうかを確認しながら、データのなかでその概念の有効性が説明できるかどうかを検証していきます。

　概念の生成と同時に概念同士の関係を考え、概念関係のまとまり（カテゴリー）を形成し、形成したカテゴリーおよび概念から対象となる現象を説明しうる理論を作成するというものです。グラウンデッド・セオリー・アプローチの流れを図3−1に示しました。

4　質的研究法による研究手順の例

　質的研究の手法の流れをグラウンデッド・セオリー・アプローチを例に挙げて説明します。実際にこの手法を用いるときには、章末に示した文献などを参考にしてください。

① **事前に倫理審査の承認を受ける**

② **サンプリング（事象が得られる対象者の選定）**

　面接調査によるデータ収集を行うため、その事象が認められる対象者を選定し、面接調査への協力意思を確認します。

③ **インタビューの実施、逐語録の作成**

　協力意思が得られた対象者に順次連絡をして、インタビュー調査を実施します。対象者の反応に応じて、特定の話題を詳細に探求する方法である in-depth interview を用いてインタビューを行い、面接内容を録音します。録音内容は、個人を特定できる情報を削除した形で逐語筆記し、研究データとします（**図3－1**）。

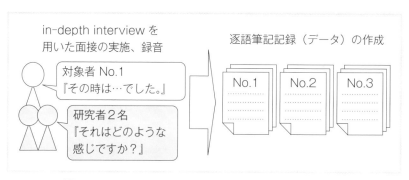

図3－1　in-depth interview を用いた面接の実施、録音

④ **コーディング作業と概念の作成**

　各対象者のデータを通読し、テーマに沿った「語り」に注目します。注目箇所を対象者の行為や認識に照らし合わせ、一つ一つ解釈し、その解釈をもとに、類似した「語り」を抽出します。

　集まった「語り」をさらに多角的に解釈をし、複数の「語り」を説明

できる代表的な解釈を採用し、それを概念として定義します。この作業は2名の研究者が個々に行った後、互いの解釈を照合し、概念の妥当性と多様性について検討します（**図3-2**）。

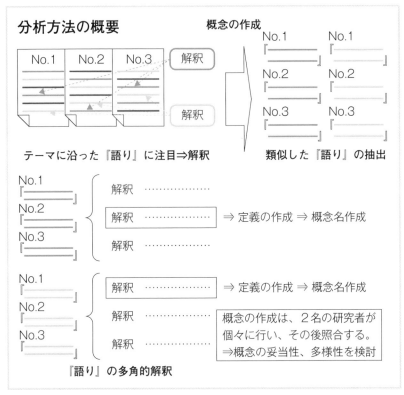

図3-2　コーディング作業と概念の作成

⑤　**概念間の関連からカテゴリーを作成**

　概念同士の関連性を検討し、包括する概念、細分化される概念、また反対の意味を持つ対極する概念の存在を明らかにしていきます。その後、複数の概念の関係を示すカテゴリーを作成し、現象のプロセスを明らかにします（**図3-3**）。

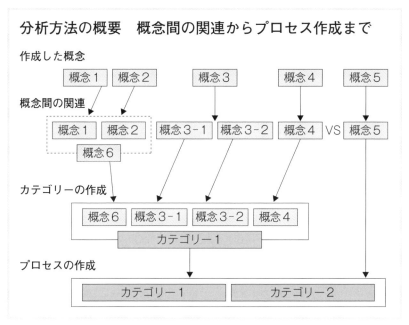

図3－3　概念間の関連からカテゴリーを作成する

⑥　理論的飽和

　新しい概念が作成されなくなった時点で面接調査を終了します。

5　おわりに

　この章では研究計画の前提となる方針について述べました。せっかくデータを集めても肝心な項目が抜けている、臨床研究なのに倫理審査が行われていない、差があるかを評価したいのにサンプル数が少ないなど、計画段階で十分検討しないと取り返しがつかない結果を招きます。そんなことにならないためにも、しっかりと研究計画を立てましょう。

　後半で述べた質的研究は、心理学や看護の領域で比較的よく行われています。人との関わりが深まると、質的研究の必要性はより高まってくるのでしょう。

　研究は「仮説を証明すること」だけではないことが分かると、研究の

幅が広がります。今後は、心理学や看護の領域以外でも質的研究に触れる機会が増えていくと思われます。

Q&A

Q1：研究を始めるには、予め計画を立てる必要がありますか？

A1：研究を始めるときには、既に疑問や課題があることが前提ですが、その疑問や課題は「経験」や「気付き」がもとになっていることが多くあります。「症例報告」のように、予め計画したものでなくても、疑問や発見を共有する意義があれば研究として発表されるものもあります。その疑問を解消したり、発見を明らかにするためには、改めて研究として計画を立て、取り組む必要があります。計画もなく「やったことだけを報告する」というのでは「実施報告」であり、研究とはいえません。

Q2：研究計画の相談をしたいのですが、適当な相手がいない場合、どうしたらよいでしょうか？

A2：研究は一人でも実行できますが、研究計画内容を誰かに相談したり助言を受けることで、研究の質が向上したり、大きく発展することがあります。相談できる人が誰もいない場合は、自分からアクションを起こすことが重要です。関連分野の学会や研究会に参加すれば、同じような研究分野に関心を持つ人と出会う可能性が高くなります。また、発表者や論文の著者に連絡することもできます。ただし、相手に受け入れてもらうためには、相談する前に、自分自身で改めて研究計画を検証するなど、十分努力をしておく必要があるでしょう。

Q3：アンケート調査をしたいのですが、最適な質問項目が思い浮かばない場合、どうしたらよいでしょうか？

A3：アンケート調査の項目は思いつくまま設定するのではなく、根拠に基づいて、項目の種類、項目数、問い方、回答肢などを設定する

必要があります。また、その設定の仕方もデータをどのように集計・統計解析するのか、例えば、群間比較をするのか、単変量解析なのか、多変量解析なのか、多変量解析なら因子分析なのかロジスティック回帰分析なのかなどによっても異なります。まずは文献を調べ、十分でない場合は、対象者に近い人や研究経験者の意見を聴くのもよいでしょう。また、質問票の案を作成し、数人に回答してもらい、質問項目に過不足がないか、質問の意図が伝わっているか、回答肢が適切かなどを確認します。さらに、解析結果をどう説明するのかを考えることで、重要な項目の漏れを防ぐことができます。

「4 質的研究法による研究手順の例」の作成にあたっての参考文献

・ 赤川圭子，関早苗，中田亜希子，小林靖奈，亀井美和子，山元俊憲．(2013)．セルフメディケーションの実践プロセス：感冒薬服用による排尿障害経験者を対象とした質的研究．日本ファーマシューティカルコミュニケーション学会誌11(1)，7-15.
・ 木下康仁．(2003)．「グラウンデッド・セオリー・アプローチの実践 – 質的研究への誘い」．弘文堂.
・ Strauss, A. and Corbin, J. (1998). Basic of Qualitative Research (2nd edition), SAGE Publications (London).

第 **4** 章

研究と倫理

ポイント

- 医学研究の倫理は長い研究の歴史の中で徐々に形成され、現在の形になってきた。
- 医学研究では被験者の保護が最も重要であり、保護を確実なものにするために、倫理審査が必要とされる。
- 倫理審査委員会では研究の倫理性のみでなく、科学性についても検討を行うことにより、研究の妥当性を審査している。

1 はじめに

　現在行われている医療のほとんどは、多くの臨床研究の結果から有効であると判断されたものです。薬物治療に限ってみても、有効性の証明といった大がかりな検証的研究から、薬物相互作用のような比較的小規模な研究や服薬アドヒアランスの向上等の身近なものまで、実に多くの研究から有用な所見が得られ、治療や管理に活かされています。

　臨床研究は、その目的を医学の進歩といった大上段に構えたものから、患者サービス向上といった日常的なものまでさまざまなものがあります。もしあなたが患者さんに日々接するうちに管理上の疑問が生じ、日常生活や服薬状況と治療効果について調べてみようと考えたとすれば、それは立派な臨床研究です。

　また、服薬タイミングの指定がない薬剤で、タイミングを変えること

によりアドヒアランスが向上するのではないかと考え、変更前後で調査を行うとしたら、これもある種の介入を伴う臨床研究です。

　臨床研究ということになると、簡単に始めるわけにはいきません。臨床研究のほとんどは第三者的な委員会によって審査されなければならないというルールが存在しているからです。「そこにあるデータをまとめるだけなのになぜ？」「患者に負担をかけてないのになぜ？」という疑問をよく耳にしますが、それにはきちんと理由があります。
　まず、臨床研究の倫理に関する歴史を振り返ることから始めてみましょう。

２ 臨床研究の歴史と研究倫理の発展

　昔からさまざまな方法が健康に役立つかどうか調べられてきました。１例のみの経験談から体系的に集積されたデータなど多くの記録が残されていますが、文献的に最古のものは旧約聖書ダニエル記にあるものといって良いでしょう。若者達に野菜と水を与えた後の姿を、ごちそうを食べている若者達のそれと比較してみるというくだりは、現代の比較試験に相当すると考えられます。

(1)　研究者の家族を対象とした歴史上の実験
　しばしば美談として語られる華岡青州の全身麻酔やジェンナーの実験も有名です。
　華岡青洲は母と妻を対象に麻酔薬の実験を繰り返し、ついに全身麻酔薬を完成させ、世界で初めて全身麻酔下での乳癌手術を成功させたことが知られています。しかし、その過程で母は死亡し、妻は失明に至ってしまいます。
　ジェンナーは自分の息子を天然痘ワクチンの開発に使ったとされており、自分の家族を実験台にした立派な研究者であるといわれています。

　歴史的に考えれば、当時はそのような評価をされて然るべきであった

のかもしれませんが、今日的な視点からすると、たとえ家族であっても自発的な同意なしに研究対象としてはならないし、拒否しにくい家族であればなおさら配慮が必要であると考えられています。

(2)　ニュールンベルグ綱領の提示

　近代になると、第二次世界大戦中にナチスドイツが行った人体実験を含む犯罪的行為に対して開かれたニュールンベルグ裁判で示された10項目の基本原則からなるニュールンベルグ綱領が研究倫理の上で特に重要になりました。**表4－1**に全文の翻訳[1]を示します。

表4－1　ニュールンベルグ綱領（笹栗俊之訳）

1．被験者の自発的な同意が絶対に必要である。

　　このことは、被験者が、同意を与える法的な能力を持つべきこと、圧力や詐欺、欺瞞、脅迫、陰謀、その他の隠された強制や威圧による干渉を少しも受けることなく、自由な選択権を行使することのできる状況に置かれるべきこと、よく理解し納得した上で意思決定を行えるように、関係する内容について十分な知識と理解力を有するべきことを意味している。後者の要件を満たすためには、被験者から肯定的な意思決定を受ける前に、実験の性質、期間、目的、実施の方法と手段、起こっても不思議ではないあらゆる不都合と危険性、実験に参加することによって生ずる可能性のある健康や人格への影響を、被験者に知らせる必要がある。

　　同意の質を保証する義務と責任は、実験を発案したり、指揮したり、従事したりする各々の個人にある。それは、免れて他人任せにはできない個人的な義務であり責任である。

2．実験は、社会の福利のために実り多い結果を生むとともに、他の方法や手段では行えないものであるべきであり、無計画あるいは無駄に行うべきではない。

3．予想される結果によって実験の遂行が正当化されるように、実験は念入りに計画され、動物実験の結果および研究中の疾患やその他の問題に関する基本的な知識に基づいて行われるべきである。

4．実験は、あらゆる不必要な身体的、精神的な苦痛や傷害を避けて行われるべきである。

5．死亡や障害を引き起こすことがあらかじめ予想される場合、実験は行うべきではない。ただし、実験する医師自身も被験者となる実験の場合は、例外としてよいかも知れない。

6．実験に含まれる危険性の度合いは、その実験により解決される問題の人道上の重大性を決して上回るべきではない。

7．傷害や障害、あるいは死をもたらす僅かな可能性からも被験者を保護するため、周到な準備がなされ、適切な設備が整えられるべきである。

8．実験は、科学的有資格者によってのみ行われるべきである。実験を行う者、あるいは実験に従事する者には、実験の全段階を通じて、最高度の技術と注意が求められるべきである。
9．実験の進行中に、実験の続行が耐えられないと思われる程の身体的あるいは精神的な状態に至った場合、被験者は、実験を中止させる自由を有するべきである。
10．実験の進行中に、責任ある立場の科学者は、彼に求められた誠実さ、優れた技能、注意深い判断力を行使する中で、実験の継続が、傷害や障害、あるいは死を被験者にもたらしそうだと考えるに足る理由が生じた場合、いつでも実験を中止する心構えでいなければならない。

　この綱領は人体実験を禁止したものでなく、医学研究を適切に行うための原則を示したものです。基本的に研究は善行であるべきで、被験者のリスクを最小限とした上で、説明と自由意思による同意が必須とされています。このようにニュールンベルグ綱領では、自律尊重、無危害、善行の原則が示されており、臨床研究を計画、施行する際に留意すべき事項が明文化された点において意義深いものです。

731部隊と東京裁判

　第二次世界大戦中にナチスドイツが行った非人道的な人体実験からニュールンベルグ綱領が定められたのは本文中にあるとおりですが、日本はどうだったのでしょうか。

　日本陸軍には731部隊（通称石井部隊）と呼ばれる組織があり、満州で活動をしていました。石井四郎を隊長としたこの部隊では生物兵器、化学兵器の開発のために、捕虜や民間人を対象に人体実験を繰り返していたとされています。

　ここでは実験材料にされた人のことを「マルタ」と呼んでおり、犠牲者は数百人から3000人と言われていますが、資料が処分されており正確な数字は不明です。終戦後、731部隊の実験に関与した幹部はアメリカ軍と取引を行い、実験データの提供と引替えに東京裁判での訴追を免れたと言われています。訴追されていれば、ニュールンベルグ綱領とともに東京綱領が定められた可能性もあるわけです。

　わが国の研究者は、このような歴史があったことを忘れてはなりません。

(3)　ヘルシンキ宣言の提示

　さらに、1964年には世界医師会から医学研究の原則に関するヘルシンキ宣言が示されました。この宣言は当初、医学的研究に関わる医師を対象としたものでしたが、何度もの改定の後、現在では「ヒトを対象とする生物医学的研究に携わる医師のための勧告」[2]と題されており、研究者にとって非常に重要なガイドラインになっています。しかし、ヘルシンキ宣言が出された時代の臨床研究は、まだまだ十分に倫理的配慮がなされたものではありませんでした。

　1966年、ヘンリー・ビーチャーは「倫理と臨床研究」と題した論文[3]をニューイングランド医学雑誌（NEJM）に発表し、当時高名であった研究者が行った医学研究には、説明と同意がないままに被験者の病状を悪化させたり生命の危険にさらすものが存在していることを指摘しています。例えば、溶連菌感染症患者にペニシリンの投与を行わない研究、当時は死亡率が高かった心臓カテーテル検査を健康人に対して行う研究などが例として挙げられています。

> **タスキギー事件**
> 　1970年になると、米国で医学研究の一大スキャンダルが発覚しました。アラバマ州タスキギーで1933年から行われていた黒人男性約400名を対象にした梅毒自然史研究がそれで、被験者に研究の内容を知らせず、リスクを伴う治療をも行っていたとされています[4]。それだけでなく、梅毒に対する有効な治療法が確立された後も適切な治療を行わずに放置していたことがニューヨークタイムズでの報道で明らかとなり、大センセーションを巻き起こしました。当時社会的に弱い立場にあった黒人を対象にした研究に政府機関のNIHが関与していたことからも、社会からの非難は強いものとなりました。

(4)　米国国家研究法の成立とベルモントレポート

①　米国国家研究法

　これをきっかけとして1974年に成立したのが医学研究を規制する米国

国家研究法です。この時点で医学研究における被験者保護が法制化され、現在に至ります。この国家研究法にはヒトを対象とするほとんどの研究は、施行前に審査を受ける必要があることが明記されています。

② ベルモントレポート

また、法律の制定に伴い複数の委員会が設置され、いくつかの報告が行われましたが、このうち最も有名で現在も参照されているのがベルモントレポートです。このレポートでは研究倫理の基本的な三原則として、人格の尊重、恩恵、正義を挙げています。

・人格の尊重

個人は自律性を持った存在であり自由な判断により研究の参加を決定すべきであるという側面と、疾患などにより主体的な判断ができない人を保護するという二つの側面があります。

・恩恵

ニュールンベルグ綱領の善行と重なるものですが、無危害と予想される利益を最大化し、予想される危害を最小化するという二つのルールにまとめられています。研究によってはやむを得ずある程度のリスクを伴うことがありえますが、研究者は被験者個人へのリスクを最小限にとどめるとともに、その被験者自身の利益あるいは社会全体への利益とのバランスを考慮しなければなりません。ゼロリスクという状況は考えにくく、リスク・ベネフィットが重要であるというのが現在の考え方です。

・正義

研究から得られる利益あるいは負担が公平に分担されるかということで、端的な例を挙げれば窮乏者のみが研究参加の負担を受け、富裕者のみがその研究から得られた成果を受けるようなことは許されないということです。逆に、治療方法のない疾患において、治療効果がある可能性が高い研究への参加機会についても公平であるべきだと考えることもできます。

現実的には、研究参加を拒否できない、あるいは拒否しにくい状況にある社会的弱者を保護することが最も重要です。タスキギー事件か

ら得られた苦い教訓はこの点で活かされています。

　ベルモントレポートについては和訳が掲載されたサイトがありますので、興味がわいた方は参照してください[5]。また、研究倫理に関する出来事を**表4－2**にまとめたので参照してください。

表4－2　研究倫理に関する年表

1940年代	ナチスドイツ、帝国陸軍石井部隊による人体実験
1947年	ニュールンベルグ綱領
1964年	ヘルシンキ宣言
1972年	タスキギー事件の報道
1974年	米国国家研究規制法
1979年	ベルモントレポート
1990年	旧GCP（通知）の制定
1998年	新GCP（省令）
2002年	疫学研究の倫理指針
2003年	臨床研究の倫理指針
2013年	ヘルシンキ宣言フォルタレザ改訂
2014年	人を対象とする医学系研究に関する倫理指針
2018年	臨床研究法

3　審査と被験者の保護

(1)　米国 IRB

　米国では研究の審査を行う委員会は IRB（Institutional Review Board、施設内審査委員会）と呼ばれ、新薬開発のための臨床試験（治験）はもとより、臨床研究全般を審査しています。

　委員会のメンバーは科学的、倫理的な審査を行う能力を持つ者最低5名とされ、いかにも米国らしく、男女両性で人種のバランスがとれていること、医学の非専門家と研究機関と利害関係のない者を含むことが求められています。この構成は現在も一般的で、多くのガイドラインで踏襲されています。タスキギー事件をはじめとする非倫理的な医学研究の

経験から、研究者のみでは被験者を保護するには不十分であり、第三者の審査により研究施行が妥当であるかを見極めなければならないということが明らかになったのです。

(2)　被験者の不利益への配慮

　筆者はしばしば研究を行おうとする医師・薬剤師等から、患者さんのデータを匿名で使うだけなのに、患者さんのためになることなのになぜ倫理審査が必要なのかと聞かれることがあります。問題は負担の大小や目的ではなく、その研究によって被験者に不利益が生じる可能性はないか、ということです。研究に患者さんの情報を使うことにより、データ流出の可能性は本当にないのか、患者さんに害は生じないのか、そのようなことを判断するのは研究者ではなく倫理審査委員会なのです。

(3)　ゲルシンガー事件

　また、最近は利益相反の問題も重要視されるようになりました。1999年、米国で行われていた実験的な遺伝子治療に参加した18歳のジェシー・ゲルシンガーが重篤な感染症で死亡したのがことの始まりです。

　実はこの研究を行っていたペンシルバニア大学人遺伝子治療研究所のウイルソン所長は自分でベンチャー企業を立ち上げ、その資金で研究を行っていたのです。ジェシーが死亡する前から動物実験等で類似の感染症が出現する事実を知りながら、研究を中止すると企業の不利益になるため、当局への報告を行わず、研究参加者にもその事実を伝えなかったという不正が明らかになりました[6]。

　さらに1999年から2001年にかけて同様の事件が多数発覚し、研究者の利益相反をマネージメントする必要性が生じたのです。ヘルシンキ宣言にも2002年の改訂から利益相反の開示について記載されています。

(4)　日本における研究の審査と規制

　わが国では1980年代から医療行為に関する審査を行う倫理審査委員会が自発的に設置されるようになりましたが、臨床研究の審査に関しては、企業が医薬品等の開発を行うための臨床試験（治験）を審査する委員会

から広まっていきました。そして1990年に「医薬品の臨床試験の実施の基準」（GCP: Good Clinical Practice）が厚生省薬務局長通知として導入され、「治験」に関しては IRB（GCP では「治験審査委員会」という）で倫理的及び科学的観点から十分に審議をすることが求められることになりました。その後 GCP は、医薬品開発の国際的なハーモナイゼーション（医薬品規制調和国際会議：ICH）の動きに合わせる形で大きく見直しが行われ、1997年には厚生省令として法制化、施行され、以来何回かの改定を経て現在の形となっています。

　その一方で、治験以外の臨床研究については、それを審査する IRB のような組織を設置している施設はまれで、また GCP のような法規制もない状況でした。しかし、1990年代に入り、さまざまな研究で倫理的問題が次々と生じ、こうした事態に対して多くの国際的な医学雑誌や学会は、投稿論文や学会発表に関わる研究に対して倫理審査委員会の審査を求めようになりました。これを機に臨床研究における倫理審査の重要性が意識されるようになり、徐々に倫理審査委員会（EC: Ethics Committee）が整備されていくことになります。

　2000年代になると、「ヒトゲノム・遺伝子解析研究に関する倫理指針」、「遺伝子治療等臨床研究に関する指針」、「疫学研究に関する倫理指針」、「臨床研究に関する倫理指針」と、研究分野ごとに倫理指針が作成されていきました。そして、これら倫理指針に従ってそれぞれの EC が設置され、倫理審査が行われるようになるわけですが、このような林立する倫理指針とさまざまな EC は、研究者を混乱させる原因にもなっています。

　2014年、疫学研究と臨床研究に関する倫理指針は、適用対象となる研究の多様化により、目的や方法が共通するものも多くなっているとして統合され、「人を対象とする医学系研究に関する倫理指針」[7]（以下「倫理指針」）となりました（2015年施行）。

　同じ頃、臨床研究に係る重大な不適正事案が相次いで発覚し、国内外から日本の臨床研究に対し疑惑の目が向けられることとなりました。複

数の大学が中心となり実施されたある製薬会社の高血圧治療薬の臨床研究で、研究データの人為的な操作、製薬会社社員の統計解析業務への不適切な関与、疑わしい資金援助（利益相反管理の問題）などが発覚し、大きな社会問題となったのです。この不適正な臨床研究の成績・成果は権威ある医学雑誌に論文として掲載され、論文の一部は高血圧の治療ガイドラインに引用されるなど医師が医薬品を処方する際のエビデンスとしても活用されていました。また、この不適正な臨床研究データをもとに製薬会社が大々的に広告、宣伝を行っていました。不適正が指摘された後、論文は撤回となり、広告は医薬品医療機器等法に違反する疑いがあるとしてその製薬会社は厚生労働省から刑事告発されました。

　日本の臨床研究の信頼を回復するための対策は急務となり、治験以外の臨床研究に係る法規制を含めた制度のあり方の検討が始まりました。このような事案が再び起こることの無いよう、多くの議論が重ねられ、臨床研究の実施の手続や、臨床研究に関する資金等の提供に関する情報の公表の制度等を定める「臨床研究法（案）」が異例のスピードで作り上げられ、2016年5月には国会に提出され、2017年4月に法律公布、翌2018年4月に施行となりました。

　臨床研究の種類と関連する規制の概略を**表4-3**に示しました。臨床研究法でいう「臨床研究」は、「医薬品等を人に対して用いることにより、当該医薬品等の有効性又は安全性を明らかにする研究」（臨床研究法第2条第1項）であり、一般的な「臨床研究」の定義とは異なっています。そして、医薬品等の臨床研究のうち、臨床研究法以外の法令に基づき実施される医薬品等の臨床研究といわゆる観察研究はその対象から除かれています。ここでの観察研究は、「研究の目的で検査、投薬その他の診断又は治療のための医療行為の有無及び程度を制御することなく、患者のために最も適切な医療を提供した結果としての診療情報又は試料を利用する研究」（臨床研究法施行規則第2条第1号）と定義付けがされており、一般的な定義と異なることには注意が必要です。

　臨床研究法では、医薬品医療機器等法上の未承認・適応外の医薬品等を用いる臨床研究と製薬企業等から資金提供を受けて実施される当該製

表4−3 臨床研究の種類と関連する規制の概略

臨床研究の種類		「医薬品等[※1]の臨床研究」			「観察研究」「手術・手技の臨床研究」
		臨床研究法以外の法令に基づき実施される「医薬品等[※1]の臨床研究」	「特定臨床研究」	左記以外の「医薬品等[※1]の臨床研究」	
			①医薬品医療機器等法[※2]上の未承認・適応外の医薬品等の臨床研究		
		治験（承認申請目的の医薬品等の臨床試験）	②製薬企業等から資金提供を受けて実施される当該製薬企業等の医薬品等の臨床研究		
関連する規制	法律	医薬品医療機器等法[※2]	臨床研究法		−
	省令	医薬品 GCP[※3] 医療機器 GCP[※4] 再生医療等製品 GCP[※5]	臨床研究法施行規則		−
	告示				人を対象とする医学系研究に関する倫理指針
審査		治療審査委員会（IRB）	厚生労働大臣の認定を受けた認定臨床研究審査委員会		倫理審査委員会（EC）
遵守義務		遵守義務	遵守義務	遵守努力義務	遵守

※1 「医薬品、医療機器等の品質、有効性及び安全性の確保等に関する法律」で定める医薬品（体外診断用医薬品を除く）、医療機器、再生医療等製品
※2 「医薬品、医療機器等の品質、有効性及び安全性の確保等に関する法律」
※3 「医薬品の臨床試験の実施の基準に関する省令」
※4 「医療機器の臨床試験の実施の基準に関する省令」
※5 「再生医療等製品の臨床試験の実施の基準に関する省令」
（厚生労働省リーフレットより改変）

　薬企業等の医薬品等の臨床研究は「特定臨床研究」として位置づけられ、法が定める臨床研究実施基準等に従って実施することが義務付けられています。

　表4−3に示すように、臨床研究の審査を行うのは、治験がIRB、特

定臨床研究が認定臨床研究審査委員会、観察研究が EC と、実施する臨床研究がどの規制に従うかにより審査を担う委員会が異なります。また、委員会への審査依頼の流れも異なります。観察研究等における EC への審査依頼は、研究機関の長を経由して行います（**図 4 − 1**）。一方、特定臨床研究の場合には、研究者（特定臨床研究を多施設共同で行う場合には、その研究を代表する研究代表医師）が、直接認定臨床研究審査委員会に審査を依頼します（**図 4 − 2**）。そしてその研究者（研究代表医師）が、審査を依頼した認定臨床研究審査委員会の審査結果通知をもって研究機関（各研究機関）の長に向け研究実施の許可申請を行います。

　なお、臨床研究法でいう臨床研究の定義における「医薬品等を人に対して用いる」とは、「医薬品、医療機器又は再生医療等製品を人に対して投与または使用する行為のうち、医行為に該当するものを行うことを指す」と、厚生労働省通知で解説されており、研究責任者になることができる職種は、医行為を行うことができる医師のみということになります。

　研究の申請準備を始める際には、これから行おうとする研究がどの規制に従う必要があるのかについて必ず確認をし、それぞれの規制が求める資料等を確認した上で始めてください。これから行おうとする研究が

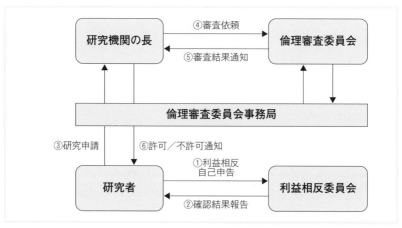

図 4 − 1　倫理審査委員会への審査依頼の流れの例

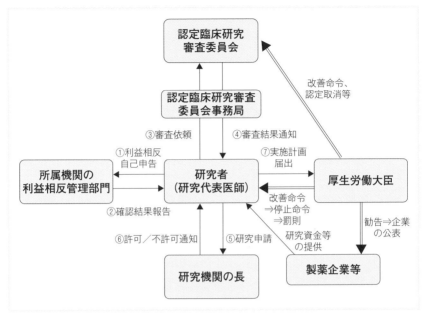

図4－2　認定臨床研究審査委員会への審査依頼の流れの例

「特定臨床研究」に該当するか否かの判断はやや難しいところがありますから、予め施設の臨床研究や倫理審査の担当部門等に相談しながら申請の準備を行うことをおすすめします。

　この後の稿では、医療の現場で研究に取り組みたいと考えたとき、最初に取り組むことが多い、自施設の医療データ等を用いた観察研究を行うということを前提に、主に倫理指針の要求に従って解説することにします。

(5)　倫理審査が必要となる研究

　既に述べたように、ほとんどの臨床研究には倫理審査が必要です。臨床研究は科学的なものでないと被験者に参加してもらう意味がなく、倫理的なものにはなりえません。

　しかし、研究者は自分の研究の意義を過大評価し、科学という言葉の前に倫理的な配慮が不足しがちなのも事実です。十分配慮したつもりで

も、気づかない不足点があるかもしれません。参加しなくてもかまわないのに協力していただく被験者の人格を尊重するためには、単なる思いやりなどでは不十分であり、研究が科学的、倫理的に妥当なものであるかの判断を第三者が行うことが必要です。

この第三者が倫理審査委員会です。倫理指針では審査の対象になる研究の定義を「人（試料・情報を含む）を対象として、傷病の成因、病態の理解、傷病の予防方法、医療における診断方法、治療方法の改善又は有効性の検証を通じて、国民の健康の保持増進又は患者の傷病からの回復若しくは生活の質の向上に資する知識を得ることを目的として実施される活動をいう」としています。簡単に言えば、基本的に人自体あるいは人から得られたサンプル、疾患に関する情報（アンケートなども含まれる）などを取扱う研究であり、このような場合は審査をする必要があるわけです。もちろん例外もあり、指針で挙げているものは、**表4－4**のとおりです。**表4－4**で指針の対象外になるものとして挙げられている「法令の規定により実施される研究」や「法令の定める基準の適用範囲に含まれる研究」は新薬の治験、市販後臨床試験や厚生労働省への副作用報告などを指します。また、「既に学術的な価値が定まり、研究用として広く利用され、かつ、一般に入手可能な試料・情報」は、癌の基礎研究でよく使用されている Hela 細胞や場合によっては iPS 細胞などを指します。なかなかこのような研究を行うのは難しいし、限定的なものです。

では情報のみを取り扱う研究の場合はどうでしょうか。研究は、研究対象者保護の観点から「個人情報等の保護」が求められます。倫理指針では、研究で取り扱う個人情報の管理の状態により倫理審査の必要性が分けられています（**表4－4**の3）。ここで用いられている「匿名化」、「匿名加工情報」、「非識別加工情報」などの用語は、個人情報保護法や関連する規制で詳細に定義されています。内容はとても複雑ですが、全ての研究者に求められるルールなので、自身が行う研究で取り扱う情報はどれに当たるのかなどを必ず確認するようにしてください。

表 4 − 4　「人を対象とする医学系研究に関する倫理指針」の対象とならない研究

1．**法令の規定により実施される研究**
　例　○がん登録等の推進に関する法律に基づく全国がん登録データベース及び都道府県がんデータベース調査
　　　○感染症の予防及び感染症の患者に対する医療に関する法律に基づく感染症発生動向調査
　　　○健康増進法に基づく国民健康・栄養調査
2．**法令の定める基準の適用範囲に含まれる研究**
　例　○「医薬品の臨床試験の実施の基準に関する省令」のもと行われる研究
3．**試料・情報のうち、次に掲げるもののみを用いる研究**
　①既に学術的な価値が定まり、研究用として広く利用され、かつ、一般に入手可能な試料・情報
　②既に匿名化されている情報（特定の個人を識別することができないものであって、対応表が作成されていないものに限る）
　③既に作成されている匿名加工情報又は非識別加工情報
4．**傷病の予防、診断又は治療を専ら目的とする医療（研究目的でない医療の一環とみなすことができる場合）**
　例　○以後の医療における参考とするため、診療録を見返し、又は退院患者をフォローアップする等して検討する
　　　○他の医療従事者への情報共有を図るため、所属する機関内の症例検討会、機関外の医療従事者同士の勉強会や関係学会、医療従事者向け専門誌等で個別の症例を報告する（いわゆる症例報告）
　　　○既存の医学的知見等について患者その他一般の理解の普及を図るため、出版物・広報物等に掲載する
　　　○医療機関として、自らの施設における医療評価のため、一定期間内の診療実績（受診者数、処置数、治療成績等）を集計し、所属する医療従事者等に供覧し、又は事業報告等に掲載する
　　　○自らの施設において提供される医療の質の確保（標準的な診療が提供されていることの確認、院内感染や医療事故の防止、検査の精度管理等）のため、施設内のデータを集積・検討する

（「人を対象とする医学系研究に関する倫理指針」
「人を対象とする医学系研究に関する倫理指針ガイダンス」より引用・一部改編）

　表 4 − 4 の 3 のうち、「②既に匿名化されている情報（特定の個人を識別することができないものであって、対応表が作成されていないものに限る）」、「③既に作成されている匿名加工情報又は非識別加工情報」

を用いる研究としては、疫学研究などで公表されたデータベースを使用する研究などが該当します。「既に匿名化されている情報」とは、研究に用いようとする前から匿名化されている情報のことを指し、研究の時点で匿名化される場合は含まれません。また、他機関から受け取った情報が匿名化されていたとしても、提供元の機関に対応表が残されていて特定の個人を識別することができる場合にも既に匿名化されている情報には該当せず、倫理審査が必要とされる研究となりますので注意をしてください。

研究において個人情報を管理する上で、倫理指針における「個人情報」等の分類を**表4－5**に示しました。

何にでも審査が必要であるように見えてきました。研究とみなされない場合のほとんどは、外部への発表を目的とせず、医療機関の内部チェックや事業のとりまとめのようなものばかりです。研究者が対象を選んで行う研究はほとんどの場合、倫理審査が必要であると考えてまず間違いありません。これは厳しすぎるでしょうか？

匿名化・対応表

医療上の情報は人に知られたくないものが特に多く、医学系研究では個人の情報を保護するために、誰のデータか特定できないように匿名化が行われることがほとんどです。診療記録、レセプト、健診の結果、ゲノム情報など医学系研究で用いられる情報の多くは、個人情報のうち取扱いに特に配慮を要する記述が含まれる「要配慮個人情報」に分類されます（表4－5）。匿名化する場合には研究に特有のコードを用いることが多く、イニシャルや病院のIDなどは個人の特定が可能であるため、望ましくないと考えられています。

匿名化によりどのデータが誰のものかを知ることができなくなっているものは、匿名化されているもののうち、「特定の個人を識別することができないものであって、対応表が作成されていないもの」とされ、このような情報は倫理指針の対象から除かれています（表4－4）。
一方、研究上のコードと個人を結びつける対応表を保管しておき、後からでも誰のデータか分かるようにする匿名化は、匿名化されているもののうち、「どの研究対象者の試料・情報であるかが直ちに判別できないよう、

加工又は管理されたもの」とされています。この場合には、個人情報管理者を置き、紛失や流失する恐れがないよう対応表の適切な管理体制を整えることが必要となります。なお、対応表は、必ずしも「表」の形式になっているものに限らず、この役割りを果たすことができるものを広く指しています。

　倫理指針では匿名化と対応表を以下のように定義しています。

※匿名化（倫理指針第 1 章第 2 （24）））

　特定の個人（死者を含む。以下同じ。）を識別することができることとなる記述等（個人識別符号を含む。）の全部又は一部を削除すること（当該記述等の全部又は一部を当該個人と関わりのない記述等に置き換えることを含む。）をいう。

※対応表（倫理指針第 1 章第 2 （25））

　匿名化された情報から、必要な場合に研究対象者を識別することができるよう、当該研究対象者と匿名化の際に置き換えられた記述等とを照合することができるようにする表その他これに類するものをいう。

　しかし、自分自身に置き換えて考えると、病院を受診したり、薬局で薬をもらっただけのつもりだったのに、知らないうちに自分のデータや検査材料が自分の治療に直接関係のない研究に使われていると知ったら不快になるのが普通でしょう。個人情報はきちんと取り扱われているのか不安になるでしょう。普通の治療だと思っていたのに、研究的側面があると後になって分かったら怒るでしょう。

　だからといって説明すればそれで良いというものではありません。きちんと被験者が守られているかをチェックする審査が必要です。

　しかし、当然のことですが、全ての研究が同じレベルで審査される必要もありません。被験者が受ける可能性があるリスクの程度により、迅速審査が可能な研究もあります。倫理指針では、侵襲がない、または軽微な侵襲を伴う研究で介入を行わないものは迅速審査が可能であるとしています。

表4－5　倫理指針における「個人情報」等の分類

種類	定義	具体例
個人情報	生存する個人に関する情報であって、特定の個人を識別することができる（※1）もの	
	①情報単体で特定の個人を識別することができるもの	氏名、顔画像　等
	②他の情報と照合すること（※2）によって特定の個人を識別することができるもの	「対応表」によって特定の個人を識別することができる他の情報と照合できるもの
	③個人識別符号が含まれるもの	ゲノムデータ　等
要配慮個人情報	個人情報のうち、その取扱いに特に配慮を要する記述が含まれるもの	診療録、レセプト、健診の結果、ゲノム情報　等
匿名加工情報・非識別加工情報	個人情報保護法等に定める匿名加工基準を満たすように、個人情報を加工したもの	
匿名化されているもの	特定の個人を識別することができる記述等の全部又は一部を削除（置換含む）したもの（注：特定の個人を識別することができるものとできないものの両者が含まれる）	氏名を研究用IDに置き換えたもの　等
匿名化されているもの（特定の個人を識別することができないものに限る。）	匿名化されているもののうち、特定の個人を識別することができないもの（上記「個人情報」の定義中の①～③が含まれないもの）	
匿名化されているもの（どの研究対象者の試料・情報であるかが直ちに判別できないよう、加工又は管理されたものに限る。）	匿名化されているもののうち、その記述単体で特定の研究対象者を直ちに判別できる記述等を全部取り除くような加工がなされているもの（対応表を保有する場合は対応表の適切な管理がなされている場合に限る）（注：特定の個人を識別することができるものとできないものの両者が含まれる）	

※1　「特定の個人を識別することができる」とは、情報単体又は複数の情報を組み合わせて保存されているものから社会通念上そのように判断できるものをいい、一般人の判断力又は理解力をもって生存する具体的な人物と情報の間に同一性を認めるに至ることができるかどうかによるものである。なお、この指針において、「個人情報」と、死者について特定の個人を識別することができる情報を併せて「個人情報等」と称している。

※2　この指針において「他の情報と照合することができ」るとは、当該機関において現に保有し又は入手できる他の情報と、当該機関において実施可能と考えられる手段によって照合することができる状態を指す。照合の対象となる「他の情報」には、その保有者が他の機関である場合も含まれ、また公知の情報や、図書館等の公共施設で一般に入手可能なものなど一般人が通常入手し得る情報が含まれる。特別の調査をすれば入手し得るかもしれないような情報については、通例は「他の情報」に含めて考える必要はない。なお、個人を識別するために実施可能と考えられる手段について、その手段を実施するものと考えられる人物が誰であるか等を視野に入れつつ、合理的な範囲で考慮することが適当である。

（「人を対象とする医学系研究に関する倫理指針ガイダンス」より引用）

4 侵襲と介入の定義

(1) 倫理指針による定義

　倫理指針では、侵襲とは「研究目的で行われる、穿刺、切開、薬物投与、放射線照射、心的外傷に触れる質問等によって、研究対象者の身体又は精神に傷害又は負担が生じることをいう」と定義しています。すなわち、被験者に対して一時的であっても、身体的あるいは精神的に何らかの傷を与えるものと考えれば良いわけです。何らかの反応が出るか、特に不快なのかどうかが良い判断基準になるでしょう。既存のデータを匿名化してまとめる場合には新たな侵襲はないと考えられます。侵襲が軽微なものは研究にあたって特に重要ですので**表４－６**に示します。

表４－６　軽微な侵襲とみなされる例

・研究目的でない診療において穿刺、切開、採血等が行われる際に、上乗せして研究目的で穿刺、切開、採血量を増やす等がなされる場合において、研究目的でない穿刺、切開、採血等と比較して研究対象者の身体および精神に追加的に生じる障害や負担が相対的にわずかである場合
・造影剤を用いない MRI 撮像（これによる研究対象者の身体に生じる障害および負担が小さいと考えられ、長時間に及ぶ行動の制約等によって研究対象者の身体及び精神に負担が生じない場合）
・質問票による調査で、研究対象者に精神的苦痛等が生じる内容が含まれることをあらかじめ明示して、研究対象者が匿名で回答または回答を拒否することができる等、十分な配慮がなされている場合

（「人を対象とする医学系研究に関する倫理指針ガイダンス」より改変・抜粋）

軽微な侵襲

　一般的な検診で行われる採血、尿検査、Ｘ線検査、心電図検査などは軽微な侵襲に含まれます。普通は行われない検査項目でも、日常臨床で必要であるために行う採血の機会に上乗せで項目を増やす場合には、軽微な侵襲とみなすことができます。例えば、小児で TDM（治療薬物モニタリン

グ）が一般的に行われていない薬剤の薬物血中濃度を研究目的で知りたいときに、診療上行われる採血にあわせて採血量を増やすような場合があてはまります。研究のために採血回数が増えるのは軽微な侵襲ではありません。MRI も放射線被曝はないため、造影剤を用いなければ軽微な侵襲になりますが、閉所恐怖症などの場合には被験者に苦痛を与える可能性があるので留意すべきです。

(2) 侵襲について

　一般的にアンケートなどの質問紙による調査・研究は侵襲がないか、軽微な侵襲を伴うものとみなすことができます。また、アンケートの場合は自発的に提出することにより同意が行われたと考えられ、インフォームド・コンセントを別にとる必要はありません。

　例外は、侵襲の定義にあるような心的外傷に触れる質問がある場合です。災害の被災者、事故の被害者などにその経験に関して質問を行う場合には軽微な侵襲とみなされない可能性が高いです。いずれにせよ、質問紙は身体的に傷害を与えないので何でも許容されるという考え方は受け入れられません。回答に要する時間、自律性への影響を考慮し、できる限り負担の少ないものにするべきです。軽微な侵襲であれば倫理審査委員会の迅速審査が可能であるとともに、審査以外の部分でも、記録の保存、モニタリング・監査が不要になり、研究者の負担は大幅に軽減されることになります。

(3) 介入について

　研究のうち介入を行うものは特に慎重な試験計画が必要であり、審査は必須です。介入の定義は「研究目的で、人の健康に関する様々な事象に影響を与える要因（健康の保持増進につながる行動及び医療における傷病の予防、診断又は治療のための投薬、検査等を含む。）の有無又は程度を制御する行為（通常の診療を超える医療行為であって、研究目的で実施するものを含む。）をいう」とされていますが、分かりにくいです。

　要するに被験者の身体や行動に対して何らかの影響を与えるような働きかけを研究目的で行うことです。働きかけには、治療そのものや、行動を変化させるような指導などがあります。直接的に働きかけをしなくても、行動を変化させないようにコントロールすることは制御にあたり、これも介入とみなされます。研究的な介入であるかどうかは、日常臨床の範囲から越えるかどうかに基づいて判断します。

　例えば、通常行っている服薬指導の影響を調査する場合には介入とみなされませんが、意図的に服薬指導を変更した場合と変更しない場合を比較するような調査は介入研究とみなされます。介入が重要視されるのは、たとえわずかであっても、その介入を行ったことで被験者の健康状態が変化し、リスクが増大する可能性があるからです。

5　倫理審査委員会と審査

　ほとんどの医学研究に審査が必要であることはここまでで理解できたと思いますが、それでは誰が何をどのように審査しているのでしょう。まず、倫理指針に記載されている記載を説明します。

(1)　審査の具体的なやり方
　研究機関の長、今回は病院長とします、病院長に研究の許可を願い出ると、病院長は倫理審査委員会の意見を聴くことになるわけです。倫理審査委員会は研究者の利益相反の有無を踏まえ、研究が倫理的、科学的に妥当なものであるかについて中立的に審議を行って、その結果を病院長に意見として伝えます。普通、病院長は委員会の意見に反して許可を与えたりすることはないので、倫理審査委員会の意見が最終決定になります（**表4－7**）。

　しかし、審査以外に調査もできるようです。調査とは何か、そしてそもそもどのような人達が審査しているのか見てみることにしましょう。

表4−7　研究機関の長の責務と倫理審査委員会の役割・責務

研究機関の長の責務
・研究機関の長は、研究責任者から研究の実施又は研究計画
　書の変更の許可を求められたときは、倫理審査委員会に意
　見を求め、その意見を尊重し、当該許可又は不許可その他
　研究に関し必要な措置について決定しなければならない。
・研究機関の長は、倫理審査委員会が行う調査に協力しなけ
　ればならない。

倫理審査委員会の役割・責務
・倫理審査委員会は、研究機関の長から研究の実施の適否等
　について意見を求められたときは、この指針に基づき、倫
　理的観点及び科学的観点から、研究機関及び研究者等の利
　益相反に関する情報も含めて中立的かつ公正に審査を行
　い、文書により意見を述べなければならない。
・倫理審査委員会は、前項の規定により審査を行った研究に
　ついて、倫理的観点及び科学的観点から必要な調査を行い、
　研究機関の長に対して、研究計画書の変更、研究の中止そ
　の他当該研究に関し必要な意見を述べることができる。

（「人を対象とする医学系研究に関する倫理指針」より改変・抜粋）

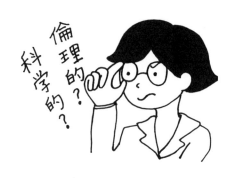

倫理的？
科学的？

表 4 − 8　倫理審査委員会の構成

①　医学・医療の専門家等、自然科学の有識者が含まれていること。

②　倫理学・法律学の専門家等、人文・社会科学の有識者が含まれていること。

③　研究対象者の観点も含めて一般の立場から意見を述べることのできる者が含まれていること。

④　倫理審査委員会の設置者の所属機関に所属しない者が複数含まれていること。

⑤　男女両性で構成されていること。

⑥　５名以上であること。

（「人を対象とする医学系研究に関する倫理指針ガイダンス」より引用・抜粋）

①　倫理審査委員の構成

　倫理審査委員の構成は、米国におけるIRBのそれとほとんど同様です。医学の専門家、医学以外の専門家、一般の非専門家、外部からのメンバーからなり、研究者や研究機関に都合の良い決定がしにくくなっています。また、必要な場合には他の専門家からの意見を聞くことができるので、知識不足で科学的議論ができないということも避けられます（**表4 − 8**）。

②　研究者による説明

　研究者が審議に参加できないのはもちろんですが、その一方で、委員会で研究の説明をすることができることがあります。実際、委員会によっては、研究者が出席して説明をすることを必須としていることもあります。研究者としてのプレゼン能力が問われる場面です。

③　審査の際の留意事項

　審査（**表4 − 9**）は研究計画書を中心に行われますが、審査される具体的な項目については倫理指針に記載はありません。ここでは米国で出版され、国際的にもよく読まれている「IRB ハンドブック」（第2版）[8]を下敷きに、わが国の実情に合わせて筆者が審査の際に留意している事項を挙げてみます。

　繰り返しになりますが、医学研究は科学的に妥当なものでないと被験者に参加してもらう意味はなく、倫理的な研究にはなりえません。科学

表4 - 9　倫理審査委員会の審査

・審査の対象となる研究の実施に携わる研究者等は、倫理審
査委員会の審議及び意見の決定に同席してはならない。た
だし、当該倫理審査委員会の求めに応じて、その会議に出
席し、当該研究に関する説明を行うことはできる。
・倫理審査委員会は、審査の対象、内容等に応じて有識者に
意見を求めることができる。
・倫理審査委員会は、特別な配慮を必要とする者を研究対象
者とする研究計画書の審査を行い、意見を述べる際は、必
要に応じてこれらの者について識見を有する者に意見を求
めなければならない。
・倫理審査委員会の意見は、全会一致をもって決定するよう
努めなければならない。

（「人を対象とする医学系研究に関する倫理指針」より引用・抜粋）

性は倫理性の必要条件です。

　したがって、その研究が計画に従って行われた場合に、被験者が十分
に保護された上で科学的な結論を得ることができるかが焦点となりま
す。その意味で研究の背景と目的は、自分の研究が新しい知見を加える
ものであり、医学的に意味があるものであるということが伝わるもので
なければなりません。以前の研究の単なる確認であったり、自分が知り
たいからという好奇心のみのものであってはなりません。研究の目的が
妥当であっても、この計画により科学的疑問が明らかにされるかどうか
もまた重要です。

(2)　きちんと審査資料を作る

　また、研究のデザインと具体的な手法は明確に記載されていることが
望まれます。最近はさすがに少なくなりましたが、以前は審査資料とし
て提出された計画書に「○○の効果を見るために、△△の患者さんを対
象に、××を測定する」といったように記載されたものがよくありまし
た。「これはせいぜいメモ書きレベルで研究の要約にもなっていません
よ、計画書というのは先生がもし死んでも他の人が全く同じことができ

るようなレベルで書くものです」とよく伝えていたものです。

　確かに、誤解のないようきちんと対象を定義し、どのような評価をどの時点で行うかを明記することはなかなか骨の折れる作業であるため、記載が不十分となることがいまだ多いのが実情です。しかし、倫理審査委員が具体的な手順を想起できるような記載をすることは、承認を得るために必須です。

　また、しばしばデータの解析方法が決定されていない、あるいは説明が不十分な場合もあります。研究の種類に応じて後付けの解析を行うことはありえますが、基本的には研究立案時にデザイン・評価項目から必然的に用いる解析手法は決定されているはずです。価値の高い研究では、どのような結果が出たら成功となるのかを事前に宣言する必要があり、その意味でも解析手法は明確に記載するべきです。

(3)　利益相反

　研究の資金がどこから得られるのか、研究の結果が研究者の利益と関連するかどうかは研究の価値を判断する際の必須事項です。研究者はスポンサーや自分自身の利益に、意識的あるいは無意識のもとに影響されうるためです。製薬企業の社員が解析に関与し、データの改ざんをした可能性を疑われている研究の存在もあり、社会の目は極めて厳しいものになっています。

　多くの場合、研究者と企業等との利益関係について専門に審査する利益相反委員会が設置され、研究に影響する程度の利益相反であるかどうかが倫理審査委員会に報告されています。もともと、良い結果の出た研究を論文化することで、研究者は科学的評価や研究機関における地位などの利益を得ることができます。このように利益相反は金銭的なもの以外にも存在しており、ゼロコントロールはありえないため、利益相反を公開することによってコントロールしようという考え方が現在では主流です。計画書のみでなく、被験者への説明文書に利益相反に関して適切に記載されているかどうかもチェックの対象となります。

⑷　弱者の保護

　研究対象者に関する事項は、研究倫理の中心が被験者保護にあるため、審査にあたって特に重要視されます。まず、対象者に弱者が含まれるかが焦点であり、含まれる場合にはどのような方法で保護しようとしているかが検討されます。弱者の代表としては保護されるべき小児が挙げられます。

　一方で、社会的な弱者に対する配慮も求められています。社会的弱者とは、倫理指針の記載にしたがえば、「判断能力が十分でない者や研究が実施されることに伴う利益又は実施されることを拒否した場合の不利益を予想することによって自発的な意思決定が不当に影響を受ける可能性がある者など経済上又は医学上の理由等により不利な立場にある場合」です。

　参加を断ると不利な扱いをされるのではないかと考えたり、断りにくい状況にある者も社会的弱者にあたります。例えば、筆者は医学部の教員ですが、学生を対象にすると、断ると単位を落とすのではないか、逆に参加すると採点が甘くなるのではないか、などの予断が自由意思による同意の決定へ影響を与えることになるため、特に配慮が必要とされています。職場の部下、同僚を対象とする場合にも同様のことが考えられ、身内だから許されるということは医学研究にはありえません。

　「2臨床研究の歴史と研究倫理の発展」で述べた家族を対象とする研究に問題がありうるとしたのはこの部分によるものです。実はジェンナーが天然痘ワクチンを最初に接種したのは貧困家庭の少年であり、その後に自分の息子を含む数人に接種したとされています。貧困、窮乏状態にある者も社会的弱者にあたるため、特に後述する研究参加に対する支払いとの関連で審査の対象となります。

⑸　被験者の募集方法における審査と注意事項

　被験者の募集方法と支払いの有無は健康人を対象とする研究において特に重要です。被験者募集のためにポスターなどの資料を用いる場合には、その資料は倫理審査委員会の審査対象になりますし、NPOなどに

依頼して募集する場合にはその手順と資料も審査対象になります。

　募集のための資料では、研究であることが明記されているか、どのような人が対象となるかが示されているか、金銭的な誘導が行われていないか、などが注目されます。しばしばインターネットで「楽な高額アルバイト」などの記載が見られますが、このような記載は最も避けるべきものです。そもそも医学研究への参加は自発的なものであり、謝礼を目的とした労働ではないからです。したがって、参加に対して金銭の支払いあるいは償還がある場合には、その額が妥当であるかについて倫理審査委員会は検討することになっています。

　治療的なメリットがほぼない研究においては、支払いももちろん重要な検討事項ですが、研究参加による健康被害が生じた場合の補償もまた重要です。どのような補償を行うのか、その補償のためにどのような準備をしているか、などが審議されます。健康上のリスクが懸念される場合は、あらかじめ臨床研究をカバーする保険に加入しておくことが望ましいと考えられています。

他施設の倫理審査委員会

　規模の大きな研究機関では、医療機関の長が施設内に倫理審査委員会を設置しています。しかし、倫理指針で求められている倫理審査委員会を設置し、運営していくには大変な労力と資源が必要です。以前は倫理審査委員会は自施設内で行われる研究の審査を行うのが原則でしたが、現在では他の研究機関の研究も審査することが可能になっています。

　研究者の施設の規模の大小によらず、研究は可能です。他施設の審査を受け入れる倫理審査委員会に審査依頼をすれば良いのです。研究機関によって手順と必要な資料が異なるので、必要に応じて倫理審査委員会の事務局へ問い合わせするのが良いでしょう。

---

(6)　遺伝子検査にまつわる問題

　わが国においては、臨床研究に遺伝子検査が含まれるかどうかが、審査において大きな争点になります。調べる遺伝子があらかじめ特定されているのか、特定せずに検体を保存した上、適宜検査を加えるのか、研

究に関連しない遺伝子もまとめて検査するのかどうかによって論点が異なってきます。

　また、調べた遺伝子に将来疾患を発症するリスクを発見した場合、結果を通知するか否かは倫理上の議論になります。情報については匿名化を行う方が管理が容易ですが、重大な疾患を発症するリスクのある遺伝子変異が見られた場合にそれを通知することができないため、人道的な問題となりえますし、その一方で知らない自由も存在しているため、十分な討議が必要となる問題です。

　一般に、遺伝子自体を特定しない場合でも、研究と関連する遺伝子検査に限定した研究は受け入れられやすい傾向があります。

(7) インフォームド・コンセント

　表4-10の「6．インフォームド・コンセントの形式」と「11．説明

表4-10　倫理審査委員会で審査される主な事項

研究の背景と目的	
1．研究の科学的妥当性 　デザインと方法 　評価項目とスケジュール 　解析手法	5．遺伝子研究の有無 　遺伝子の種類 　結果の通知
2．スポンサーの有無	6．インフォームド・コンセント 　の形式 　文書、口頭、代諾者の有無、その他
3．研究者の適格性 　資格、教育 　利益相反	7．研究終了後の医療ケアの提供
4．研究対象 　弱者を含むか、含む場合の保護の方法 　対象の募集方法 　支払いの有無 　選択方法の公平性 　補償の内容	8．個人情報の管理 9．データの取り扱い 10．リスク・ベネフィット 11．説明文書・同意文書の内容 12．症例報告書

（「人を対象とする医学系研究に関する倫理的指針ガイダンス」より引用）

文書・同意文書の内容」は倫理審査委員会で最もチェックを受ける部分
です。インフォームド・コンセントは説明と同意の手順、同意をする人
によっていくつかの形がありえます。多くの場合、文書による説明に基
づいて研究対象本人が同意しますが、未成年や十分な判断能力がない場
合には本人の代わりに代諾者が同意することもありますし、未成年者に
は通常の説明文書のみでなく、年齢に応じた説明文書を作成してイン
フォームド・アセントを行うことがあります（**図4－3**）。

　いずれの場合にも、研究の内容を明らかにし、予想されるリスク・ベ
ネフィットを隠さずに開示することが必要です。研究の初心者にしばし
ば見られるのが、「これを書くと同意がとれないので書くのをよそう」

研究対象者の年齢等	中学校等の課程を未修了であり、且つ16歳未満の未成年者	中学校等の課程を修了している又は16歳以上の未成年者	20歳以上又は婚姻したことがある者
代諾者に対する手続	インフォームド・コンセント	侵襲を伴う研究 インフォームド・コンセント 侵襲を伴わない研究 親権者等に対するオプトアウト 研究対象者が十分な判断能力を有すると判断される場合※	
研究対象者に対する手続	インフォームド・アセント 自らの意向を表することができると判断される場合（努力義務）	インフォームド・コンセント 十分な判断能力を有すると判断される場合※	

※研究対象者が研究を実施されることに関する判断能力を欠くと判断される場合には、代
　諾者からインフォームド・コンセントを受ける。
　その上で、研究対象者が自らの意向を表することができると判断されるときは、当該研
　究対象者からインフォームド・アセントを得る（努力義務）。

（「人を対象とする医学系研究に関する倫理指針ガイダンス」より引用）

**図4－3　未成年者を研究対象者とする場合のインフォームド・コンセントおよび
インフォームド・アセント**

などといったことです。利益を控えめに記載することはいいとしても、不便を過小に記載するのは不正直であり、研究倫理の原則である善行から外れることになるため、厳に慎むべきですし、倫理審査委員会はこの点に注目しています。

　十分な判断能力を有さないと考えられる被験者の場合、誰を代諾者とするのかも審査の対象です。代諾者は「研究対象者の意思及び利益を代弁できると考えられる者」と定義されており、同居している配偶者、息子、娘などの親族があたることが多いようです。

　説明文書は医学用語を濫用すると医学の専門家でない被験者には理解しにくくなるため、分かりやすい表現で説明を加える必要があります。このためか、年々説明文書はボリュームを増しており、数十ページにわたる場合もありますが、できるだけ簡潔に分かりやすくするというジレンマを解決する方向で努力することが求められており、説明文書の作成は研究を施行する上で大きな負担となっています。

　その一方で、研究のなかには文書によるインフォームド・コンセントを必要としないものもあります。倫理指針では新たに試料・情報を得る研究であっても、侵襲を伴わない研究の場合には文書によるインフォームド・コンセントを不要とし、口頭で説明した内容と同意の内容を記録すれば良いことになっています。しかし、実際にはこのような場合でも文書によりインフォームド・コンセントを取得することが主流です。

　既存試料を利用する研究では、対象となる被験者が既に死亡していたり、来院していないなどの理由で、あらためてインフォームド・コンセントを得ることが困難である場合も多いです。このような場合には、ウェブサイトや院内の掲示などにより研究の実施を公開し、該当する被験者が気づいた場合に少しでも研究への参加を拒否できる機会をつくるということが行われています。

　また、研究で得られた試料を保存し、将来の研究に使用する可能性がある場合には、その旨を研究計画書と説明文書に記載しておきます。実際にその試料を用いた研究を行う場合には、新たに計画書を作成して倫

理審査委員会の審査を受ける必要がありますが、この場合には被験者を対象とした研究実施の公開は不要です。

(8)　被験者には常に最善の治療法を受ける権利がある

　研究終了後の医療ケアの提供は、わが国の審査ではあまり重要視されていない分野でしたが、ヘルシンキ宣言には「臨床試験の前に、スポンサー、研究者および主催国政府は、試験の中で有益であると証明された治療を未だ必要とするあらゆる研究参加者のために試験終了後のアクセスに関する条項を策定すべきである」という記述があります。これはもともと開発途上国において新薬の治験を行い、その成果を先進国が享受するという構造が非人道的であるとされ、盛り込まれたものですが、先進国においても治療方法の存在しない疾患においては、臨床試験終了後も有効である可能性のある試験薬等を継続して提供する必要があります。

　新規治療法の臨床研究以外ではあまり問題になることはありませんが、研究に参加する被験者には常に最善と考えられる治療法を受ける権利があるということを意識しておくことが重要です。

(9)　個人情報の管理・保護について

　個人情報の保護がどのように行われるかも倫理審査委員会では重要視されます。個人情報保護法では、大学などの研究機関が学術目的で個人情報を取り扱う場合については例外規定を設けていますが、倫理指針では研究機関の長や研究者に個人情報保護のために必要な措置を行うことを求めています。

　また、研究では既に死亡している患者さんの情報を取り扱うこともしばしばありますが、研究上の個人情報は死者のものでも保護をするべきであるとされています。

　個人情報は漏えい、減失、毀損することのないよう安全管理を行わなければならないとされており、計画書には具体的な手順を記載する必要があります。「個人情報は厳しく管理されます」などの観念的な記載で

は受け入れられず、誰が責任をもって、どのような場所で、どのように管理するか等の体制に関する記載が必要です。最近ではデータを電子的に保管することが多くなり、情報を不正アクセスから守る手順も重要になってきています。

　データや資料の管理は個人情報の保護の観点のみではなく、研究が適正に行われたことを証明するためにも重要です。新薬開発で行われる治験では、原資料から研究者がいつ、何を、どのように行ったかを再現できるレベルで記録することが求められています。

　臨床研究ではそこまでの管理は必要でないにしても、少なくとも改ざんやねつ造の余地がないことを証明できるレベルの資料を整備して残さなければなりません。倫理指針に定めている資料・情報の保管の要求を満たした記載がされているかが、倫理審査委員会のチェックポイントです。

　ここまで挙げてきたことは、研究計画は科学的、倫理的に妥当なものであるか、適正な実行が可能なものであるか、ということです。最終的に研究を行って良いかどうかについては、リスク・ベネフィット評価により判断します。

　繰り返しになりますが、ゼロリスクの研究は実質的に不可能です。研究参加者あるいは試料・情報の提供者には必ず何らかのリスクが発生します。これらの想定されるリスクと研究がもたらすベネフィットを勘案した上で、研究を行っても良いかが最終的に決定されることになります。

⑽　倫理審査委員会による調査

　倫理審査委員会の仕事は研究の審査のみではありません。研究中に見られた重篤な有害事象の審査、継続審査に加え、必要な場合には研究の施行状況を調査することがあります。倫理指針では「倫理審査委員会は、審査を行った研究について、倫理的観点及び科学的観点から必要な調査や、侵襲を伴う研究であって介入を行うものについて、当該研究の実施の適正性及び研究結果の信頼性を確保するために必要な調査を行うこと

ができる」とされています。

　倫理的・科学的観点から必要な調査とは、研究承認後に新たに治療法や診断法が確立されるなどの状況の変化に伴って、被験者保護や、リスク・ベネフィット評価が変わりうると考えられるときに行うものです。新しい治療法が確立されたのにプラセボの投与が続けられるなどの不都合を避けるために行う、というのが分かりやすい例でしょう。

　もう一つの信頼性確保のために行う調査は、かなり深刻です。研究内容の改ざんやねつ造が疑われる際に行う調査であり、研究者はこのようなことがないように正しくデータが記録された資料を整備することが求められます。

6　倫理審査委員会からの承認を得るためのコツ

　ここまで、倫理審査に関する歴史、実際の倫理審査の過程について述べてきました。最後に、倫理審査委員会からの承認を早く受けるためのコツについて述べます。

　多くの倫理審査委員会は研究計画書などの申請資料とは別に、研究の内容を簡単にまとめた要約の提出を求めています。要約の記載にはテンプレートが使用されることがほとんどです。つまり、テンプレートの項目に挙げられている事項は、その倫理審査委員会で重要視されており、確実に議論される項目です。これらの項目について倫理指針の該当する部分をよく理解した上で、要約のみでなく計画書の記載を明確にしておくことが必要ですし、そうすることによって委員の研究に対する理解を深めることになります。

　また、審査に関して不明なことがあれば、倫理審査委員会の事務局へ問い合わせを行い、形式をそろえることも重要です。立派な計画なのに書類の不備で審査が滞るのは本末転倒です。場合によっては助言してくれることもあるでしょう。もしテンプレートがない場合には、本章の**表4－10**が参考になるかもしれません。計画内容をよく吟味し、論点を明確にした上で審査に臨みましょう。

　今まさに日本の臨床研究の倫理審査のあり方が大きく変わろうとして

います。研究者にとり、システムが複雑化しているといった印象は否めません。本稿が倫理審査を受ける研究者の成功の助けとなることを祈ります。

Q&A

Q1：「オプトアウト」とはなんですか？

A1：研究対象者の方から個別にインフォームド・コンセントを得る代わりに、研究概要を知らせ、研究に協力したくない人は参加を拒否できる機会を保障する方法のことをいいます（拒否が無いことをもって同意と見なします）。本来的には、研究の対象となる方から個別にインフォームド・コンセントを受けることが基本ですが、その手続きを行うことが難しく、ほとんどの研究対象者が参加を拒否することはないであろうと考えられる研究や、既存の試料や情報のみを用いた研究などに用いられます。どのような研究でオプトアウトを用いることができるかは「人を対象とする医学系研究に関する倫理指針ガイダンス」（厚生労働省のウェブサイトに掲載されています）に詳細に定められています。研究計画書を作成する際は必ず参照してください。

　研究概要を知らせる方法として、個別配布、院内掲示、ホームページ上の公開などがありますが、研究対象者が情報を目にすることができるよう、研究対象者の視点から方法を考える必要があります。また、参加拒否の意思表示を受け付けるための窓口（連絡先）を設け、明示しておく必要があります。オプトアウトに必要な情報は、研究開始前に開示し、研究対象者などが拒否の意思表示をすることができるよう、十分な期間を設けておくことも大切です。

Q2：患者さんにアンケート調査を行い、その結果を学会で発表した後、論文化したいと考えていますが、倫理審査は必要でしょうか？

A2：アンケート調査は、新たに情報を取得する「人を対象とする医学系研究」に該当し、少なからず患者さんに負担をかけるものです。

倫理指針に従って研究を進める必要があります。得られた結果を患者さんの診療とは別に研究目的に利用するのであれば、倫理指針に従い、研究計画書等を作成し、予め倫理審査委員会により研究の科学的妥当性と倫理的妥当性の審査を受け、研究機関の長の許可を得ておく必要があります。また、収集する情報に「要配慮個人情報」※が含まれるか否かでインフォームド・コンセントの手続きが異なりますので注意してください。患者さんには、なぜそのアンケートを行うのか、調査項目はどのようなものなのか、どのくらいの負担がかかるのか、結果は何に利用されるのか、個人情報は守られるのかなどについて知る権利があり、回答を断る権利があります。「要配慮個人情報」※を含む場合でも、必ずしもインフォームド・コンセントを得ることを求められてはいませんが、個人情報保護法等の趣旨に沿った「適切な同意」を得ることが必要とされています。倫理指針ガイダンスでは、適切な同意を得ている事例として、口頭による意思表示、書面の受領（電磁的記録を含む）、メールの受信、確認欄へのチェック、ホームページ上のボタンのクリック等を挙げています。特定の個人を識別できない無記名式のアンケートである場合には、Q1に示した「回答をもって同意とみなす」というオプトアウトの方法に準じて実施することも可能です。

　※「要配慮個人情報」：本人の人種、信条、社会的身分、病歴、犯罪の経歴、犯罪により害を被った事実、その他本人に対する不当な差別、偏見その他の不利益が生じないよう、その取扱いに特に配慮を要する記述等が含まれる個人情報をいう。（倫理指針第 1 章第 2 （23））

Q 3：電子カルテの情報を集計し、その結果を学会で発表したのち、論文化したいと考えています。患者の診療記録を利用するだけで、患者負担は何もありません。演題応募まで時間もなく、学会発表までに倫理審査を終えればよいでしょうか？

A 3：電子カルテの情報を用いる研究は、人の健康に関する既存情報を用いる「人を対象とする医学系研究」に該当し、倫理指針に従って

研究を進める必要があります。「人を対象とする医学系研究」を行う研究者等には、その責務として、法令、指針等を遵守し、倫理審査委員会の審査及び研究機関の長の許可を得た研究計画書に従って、適正に研究を実施することが求められています（倫理指針第2章研究者等の責務等）。従って、研究として電子カルテ情報の収集を始める前に倫理審査委員会からの承認が必要であり、また研究機関の長からの実施許可が必要となります。

参考文献

1) ニュールンベルグ綱領　笹栗俊之訳
　　　http://www.med.kyushu-u.ac.jp/recnet_fukuoka/houki-rinri/nuremberg.html
2) ヘルシンキ宣言　日本医師会訳
　　　http://www.med.or.jp/wma/helsinki.html
3) Beecher HK. (1966). Ethics and Clinical Research, The New England Journal of Medicine, 274, 1354-1360.
4) Jones. J.H. (1993). Bad Blood : The Tuskegee Syphilis Experiment. New and Expanded Edition, Free Press.
5) http://www.med.kyushu-u.ac.jp/recnet_fukuoka/houki-rinri/report03.html
6) Michael Schwarzschild. (2011). "Investigator Conflict of Interests : Vignettes & Discussion" RCR Series, Office for Research Career Development Center for Faculty Development, Massachusetts General Hospital, Oct. 13.
7) 人を対象とする医学系研究に関する倫理指針．（平成26年12月22日）．文部科学省，厚生労働省．
8) ロバート・J・アムダー，エリザベス・A・バンカート著．栗原千絵子，斉尾武郎訳．(2009)．IRBハンドブック第2版，中山書店．

第 5 章

書類を作成しよう

ポイント

- 「FINER」を念頭において、研究計画書を作成する。
- 研究計画書を作成する際、「人を対象とする医学系研究に関する倫理指針」に従い作成する。
- 研究計画書は原則として所属施設の倫理審査委員会に提出し、内容を吟味してもらう。
- 研究計画書を作成せず、データをとってから研究計画を考えたり、問題点や対象が不明確な研究、研究方法や解析方法を事前に決めないような研究は行わない。
- アンケート調査票は研究目的を明確にし、その分野の先行研究を十分に吟味してから作成する。
- 倫理指針が改訂されたことに伴い、「個人識別符号」、「要配慮個人情報」などの用語が追加、ならびに「匿名化」の定義が変更となっているため、書類作成の際には注意が必要。

1 はじめに

　この章では「研究計画書」の記載方法について、日常の医療現場でよく行う診療録の後方視的調査（観察研究）とアンケート調査を例に挙げて簡単に紹介します。「無作為化比較試験」のような本格的な研究は、現場の薬剤師や看護師などが行うことはほとんどないでしょうし、複数

の統計専門家も加わることなので、ここでは触れていません。知りたい方は、関連の専門書をお読みいただければと思います。

2 臨床研究とは？

(1) 臨床研究についておさらい

研究計画書の作成の話の前に、「臨床研究」について簡単におさらいしておきます。現在の医療・医学は先人達の研究によって支えられていますが、過去に正しい・効率的であると考えられていた医療が、現在も正しい・効率的であるとは限りません。そのため、現在起こっている臨床上の問題や疑問を解決する必要があります。

すなわち臨床研究とは①疾病予防方法、診断方法および治療方法を改善する、②疾病原因および病態を理解する、③患者さんの生活の質の向上のために、現在の臨床上の疑問や問題を解決するために行う研究です。

現場で実務を行っていて、疑問や問題に思うことは多々あると思います。その中の一つでもかまいませんので、是非臨床研究を行い、患者さんの生活の質の向上に貢献してみてください。

(2) まずは研究計画をよく考える

ただその際、"FINER（F：Feasible、I：Interesting、N：Novel、E：Ethical、R：Relevant、**表5－1**）"を念頭において研究計画書を作成

表5－1　FINERとは

Feasible………実施可能性があること
Interesting……科学的に興味がある内容であること
Novel…………新規性があること
Ethical…………倫理的に問題がないこと
Relevant………必要性、社会的な意味があること
…を考慮に入れて研究計画書を立案する

する必要があります。この "FINER" を十分に満たした研究計画書であれば、きっと患者さんの生活の質の向上に貢献する結果が導き出されると思います。

　逆に、データをとってから研究計画を考えたり、問題点や対象が不明確な研究、研究方法や解析方法を事前に決めないような研究は、質の低い研究になるばかりか、研究に協力してくださる患者さんや医療従事者に対して "失礼" ですので、このようなことは決して行わないようにしましょう（**表 5 － 2**）。

表 5 － 2　臨床研究 7 つの御法度

① データを取ってから研究デザインを考える
② リサーチクエスチョンが不明確
③ 対象とセッティングが不明確
④ 主要な要因やアウトカムを設定しない
⑤ 変数の測定方法の信頼性と妥当性を検証しない
⑥ 研究の型や解析デザインを事前に決めない
⑦ 結果の解釈：臨床的・社会的に意味がある差かどうかを検討しない

(3)　臨床研究に必要な知識を修得する

　臨床研究を実施する前に、研究者は臨床研究に関する倫理その他臨床研究の実施に必要な知識を修得することが必要です。

　著者が所属する大学病院では、臨床研究に参加する全ての研究者は、研究開始前に当大学が行う臨床研究講習会を受講して、修了証（2 年間ごとに更新、**図 5 － 1**）を取得しておかなければなりません（なお、当院の倫理委員会への申請書には講習会の受講歴について記載する欄が設けられています）。

　所属する施設で臨床研究講習会が開催されていない場合には e－ラーニング（例：ICR 臨床研究入門；http://www.icrweb.jp/、eTraining Center；https://etrain.jmacct.med.or.jp/）を受講すると良いでしょう（**図 5 － 2**）。

No. 00000

臨床研究講習会修了証

○○　○○　殿

　貴殿は本学が平成２７年４月２０日に開催した
臨床研究講習会に参加し所定の課程を修了された
ことを証します

［審査申請有効期間］
　　自　平成２７年４月２０日
　　至　平成２９年３月３１日
　　　　（但し、平成29年度開催の臨床研究講習会（第1回）まで有効。）

平成２７年４月２０日

　　　　　　　　●●大学
　　　　　　　　学長　□□　□□

図５－１　修了証

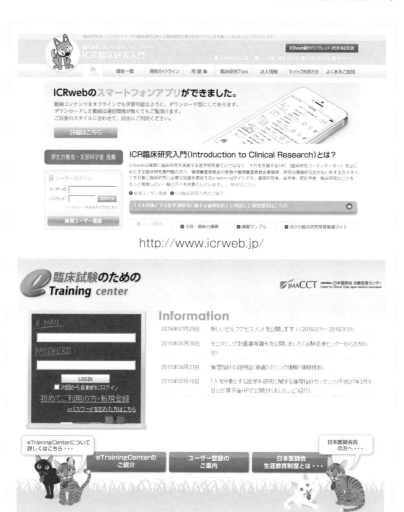

http://www.icrweb.jp/

https://etrain.jmacct.med.or.jp/

図 5 － 2　e-learning のホームページ

3 研究計画書の作成ならびに審査

(1) 研究計画書の概要

研究計画書では通常、最初に「臨床研究の概要」を記載します。

概要には、背景、目的、対象と方法、倫理的および社会的配慮などの概要を記載します。その後、論文と同じように実施予定期間、実施場所、対象、除外基準、評価の方法、個人情報保護の対策、費用の出所、説明書や同意書、研究代表者、研究分担者、研究機関、研究に関わる利益相反申告書などを記載します。

個人情報

生存する個人に関する情報であって、当該情報に含まれる氏名、生年月日その他の記述等により特定の個人を識別することができるものをいい、また、他の情報と容易に照合することができ、それにより特定の個人を識別することができることとなるものを含む。個人識別符号（生体情報を変換した符号：DNA、顔、虹彩、声紋等、公的番号：免許証番号、住民票コード、マイナンバー、保険証等）も個人情報に当たる。

要配慮個人情報

不当な差別、偏見その他の不利益が生じないように取扱いに配慮を要する情報として、法律・政令・規則に定められた情報であり、具体的には人種、信条、社会的身分、病歴、犯罪の経歴、犯罪により害を被った事実等のほか、身体障害、知的障害、精神障害等の障害があること、健康診断その他の検査の結果、保健指導、診療・調剤情報等の記述等が含まれる個人情報をいう。

匿名化

特定の個人（死者を含む）を識別できることとなる記述等（個人識別符号を含む）の全部または一部を削除すること。当該記述の全部または一部を、「対応表」などを用いて個人と関わりのない記述等に置き換えることを含む。この匿名化の定義が改訂されたことに伴い、「連結可能匿名化」、「連結不可能匿名化」の用語は廃止となった。

(2)　研究計画書の審査

　通常、各病院には倫理審査委員会があるので、委員会が規定する書式に従って研究計画書を記載します。しかし、通常は「人を対象とする医学系研究に関する倫理指針」に従ってひな形が作成されるため、書式は病院間でほとんど大差ないと思います（**資料1**）。

　研究計画書は原則として所属施設の倫理審査委員会で審査してもらい、承認された後に研究を実施します。

　しかし、所属施設に倫理審査委員会がない場合、最近は多くの学会や薬剤師会などに倫理審査委員会が設置してあるため、自分が学会発表したい学会や団体に相談すると良いでしょう。また、共同研究者に大学の先生がいる場合は、大学の倫理審査委員会で審査してもらうのも良いでしょう。

　倫理審査委員会委員では、あなたの研究分野の専門家でないばかりか、医療関係者ではない方も審査を行っています。そのような委員の方々にも分かりやすく、理解しやすい文言にすることが重要です。特に、専門用語や略語は避けるか、用いた場合には解説を付記した方が良いでしょう。

　著者も何度か倫理審査委員会の審査を経験していますが、その研究を行うことの意義（なぜその研究を行うのか）、社会的重要性（研究結果がどのように現場に還元されるのか）、を質問されることが多いです。

　また、研究方法（目的を達成するためにその方法は妥当であるか）や倫理的配慮（対象となる者の人権を擁護する方法）についてもよく議論されます。これらの事項を質問された場合、的確に回答できるよう事前に用意しておくと良いでしょう。しかし、何度も言うようですが、その場合でも専門外の人でも理解できる表現で回答するようにします。

　また、倫理審査委員会では、「…することにした」の部分のうち、「どうして…することにしたのか」が議論されます。倫理審査委員はあなたの研究分野について何も知らないため、「どうして？」「なんで？」という質問についての回答が記載してある研究計画書が良い計画書となりま

す。いきなり「…する」「…する」では、どうしてそうすることにした
のか委員の方々は全く分からないでしょう。理由を具体的に記すことが
重要です。

資料1　研究計画書の記載事項

(1)　研究計画書（(2)の場合を除く。）に記載すべき事項は、原則として以下のと
おりとする。ただし、倫理審査委員会の意見を受けて研究機関の長が許可した
事項については、この限りでない。

① 研究の名称
② 研究の実施体制（研究機関の名称及び研究者等の氏名を含む。）
③ 研究の目的及び意義
④ 研究の方法及び期間
⑤ 研究対象者の選定方針
⑥ 研究の科学的合理性の根拠
⑦ 倫理指針第12の規定によるインフォームド・コンセントを受ける手続等（イ
ンフォームド・コンセントを受ける場合には、同規定による説明及び同意に関
する事項を含む。）
⑧ 個人情報等の取扱い（匿名化する場合にはその方法を含む。）
⑨ 研究対象者に生じる負担並びに予測されるリスク及び利益、これらの総合的
評価並びに当該負担及びリスクを最小化する対策
⑩ 試料・情報（研究に用いられる情報に係る資料を含む。）の保管及び廃棄の
方法
⑪ 研究機関の長への報告内容及び方法
⑫ 研究の資金源等、研究機関の研究に係る利益相反及び個人の収益等、研究者
等の研究に係る利益相反に関する状況
⑬ 研究に関する情報公開の方法
⑭ 研究対象者等及びその関係者からの相談等への対応
⑮ 代諾者等からインフォームド・コンセントを受ける場合には、倫理指針第13
の規定による手続（倫理指針第12及び第13の規定による代諾者等の選定方針並
びに説明及び同意に関する事項を含む。）
⑯ インフォームド・アセントを得る場合には、倫理指針第13の規定による手続
（説明に関する事項を含む。）
⑰ 倫理指針第12の5の規定による研究（研究対象者に緊急かつ明白な生命の危
機が生じている状況における研究の取り扱い）を実施しようとする場合には、
同規定に掲げる要件の全てを満たしていることについて判断する方法
⑱ 研究対象者等に経済的負担又は謝礼がある場合には、その旨及びその内容
⑲ 侵襲（軽微な侵襲を除く。）を伴う研究の場合には、重篤な有害事象が発生
した際の対応
⑳ 侵襲を伴う研究の場合には、当該研究によって生じた健康被害に対する補償

の有無及びその内容

㉑　通常の診療を超える医療行為を伴う研究の場合には、研究対象者への研究実施後における医療の提供に関する対応

㉒　研究の実施に伴い、研究対象者の健康、子孫に受け継がれ得る遺伝的特徴等に関する重要な知見が得られる可能性がある場合には、研究対象者に係る研究結果（偶発的所見を含む。）の取扱い

㉓　研究に関する業務の一部を委託する場合には、当該業務内容及び委託先の監督方法

㉔　研究対象者から取得された試料・情報について、研究対象者等から同意を受ける時点では特定されない将来の研究のために用いられる可能性又は他の研究機関に提供する可能性がある場合には、その旨と同意を受ける時点において想定される内容

㉕　倫理指針第20の規定によるモニタリング及び監査を実施する場合には、その実施体制及び実施手順

(2)　試料・情報を研究対象者から取得し、又は他の機関から提供を受けて保管し、反復継続して他の研究機関に提供を行う業務（以下「収集・分譲」という。）を実施する場合の研究計画書に記載すべき事項は、原則として以下のとおりとする。ただし、倫理審査委員会の意見を受けて研究機関の長が許可した事項については、この限りでない。

①　試料・情報の収集・分譲の実施体制（試料・情報の収集・分譲を行う機関の名称及び研究者等の氏名を含む。）

②　試料・情報の収集・分譲の目的及び意義

③　試料・情報の収集・分譲の方法及び期間

④　収集・分譲を行う試料・情報の種類

⑤　第12の規定によるインフォームド・コンセントを受ける手続等（インフォームド・コンセントを受ける場合には、同規定による説明及び同意に関する事項を含む。）

⑥　個人情報等の取扱い（匿名化する場合にはその方法を含む。）

⑦　研究対象者に生じる負担並びに予測されるリスク及び利益、これらの総合的評価並びに当該負担及びリスクを最小化する対策

⑧　試料・情報の保管及び品質管理の方法

⑨　収集・分譲終了後の試料・情報の取扱い

⑩　試料・情報の収集・分譲の資金源等、試料・情報の収集・分譲を行う機関の収集・分譲に係る利益相反及び個人の収益等、研究者等の収集・分譲に係る利益相反に関する状況

⑪　研究対象者等及びその関係者からの相談等への対応

⑫　研究対象者等に経済的負担又は謝礼がある場合には、その旨及びその内容

⑬　研究の実施に伴い、研究対象者の健康、子孫に受け継がれ得る遺伝的特徴等に関する重要な知見が得られる可能性がある場合には、研究対象者に係る研究結果（偶発的所見を含む。）の取扱い

⑭　研究対象者から取得された試料・情報について、研究対象者等から同意を受ける時点では特定されない将来の研究のために他の研究機関に提供する可能性がある場合には、その旨と同意を受ける時点において想定される内容

（「人を対象とする医学系研究に関する倫理指針」より引用・抜粋）

4　診療録の後方視的調査（観察的研究）

　日常臨床における後方視的調査（観察的研究）は、現場の医療従事者が最も行いやすい研究の一つです。ある介入や薬剤により、患者アウトカム（治療効果や副作用）がどう変化するかについてレトロスペクティブに調査する研究です。このタイプの研究は、患者侵襲もないですし、診療行為の範囲で行う研究です。

　しかし、「人を対象とする医学系研究に関する倫理指針」が制定され、患者への倫理的配慮を厳格に行うことが求められているため、診療録の後方視的調査であっても研究計画書を倫理委員会に提出し、内容を吟味、承認してもらう必要があります（**表5－3**）。

　通常、倫理審査委員会の審査には委員が内容を直接審査するパターンと、書類審査のみの迅速審査の2パターンがあります。

　倫理審査委員会で審査してもらう必要性はあるものの、このような診療行為の範囲で行う、侵襲および介入の伴わない研究は、迅速審査で申請すれば良いでしょう。しかし、各施設によって迅速審査の規定に違いがあると思われるため、詳細は各施設の倫理審査委員会事務局に問い合わせてみるのが良いと思います。

　また、このような研究は患者さんに文書で説明を行い、文書での同意を得る必要はないと思いますが、通常の診療行為で収集した個人情報（薬歴、検査値、診断名などの個人情報）を研究目的で使用する可能性があることを患者さんにお知らせする必要があります。著者が所属する大学病院では、医学系研究に関する倫理指針に従い、個人情報を研究目的で使用することがある旨を入院パンフレットやホームページに掲載し、もし同意しがたい場合には申し出ていただくようお知らせしていま

表 5 - 3　倫理審査委員会の審査の取扱い

	旧指針： 「疫学研究に関する倫理指針」 「臨床研究に関する倫理指針」	新指針： 「人を対象とする医学系研究に関する倫理指針」
迅速審査	軽微な事項の審査について、委員長が指名する委員による審査 ①　研究計画の軽微な変更 ②　共同研究であって、主たる研究機関で倫理審査委員会の承認を受けているもの ③　研究対象者に対して最小限の危険を超える危険を含まない研究計画	倫理審査委員会が指名する委員による審査 ①　他の研究機関との共同研究であって、研究の全体について既に倫理審査委員会の審査を受け、実施が承認されている場合 ②　研究計画の軽微な変更 ③　侵襲を伴わず、介入を行わない研究 ④　軽微な侵襲を伴う研究であって、介入を行わないもの
付議不要	①　以下の条件を全て満たし、倫理審査委員会が指定する者が付議を必要としないと判断した場合 ・個人情報を取り扱わない ・人体から採取された試料を用いない ・観察研究で、人体への負荷または介入を伴わない ・心理的苦痛をもたらすことが想定されない ②　専ら集計、単純な集計処理等を行う研究で、倫理審査委員会が指定する者が付議を必要としないと判断した場合 ③　データの集積または統計処理のみの受託	＜規定しない＞

（「人を対象とする医学系研究に関する倫理指針ガイダンス」より引用・改変）

す。

　このように、観察的研究を実施する場合には、研究対象者が拒否できる機会を保障する体制（オプトアウト）を構築することが必要です。しかし、2017年に施行された改正個人情報保護法上は、診療・調剤情報等の要配慮個人情報は、利用目的の特定、通知又は公表に加え、あらかじめ本人の同意が必要であり、原則オプトアウトによる情報提供はできないので注意が必要です。詳細は、「第6章データを取る」で解説します。

オプトアウト

　個別にインフォームド・コンセントを受けるかわりに、研究対象者にあらかじめホームページ上や院内掲示などで所定の情報を通知・公開した上で、研究対象者が拒否できる機会を保障する体制。医学系研究に関する倫理指針が改正され、通知すべき情報公開項目（下記）も修正されたため、再確認が必要。

① 試料・情報の利用目的及び方法（他機関へ提供される場合はその提供方法を含む。）

② 利用し、又は提供する試料・情報の項目

③ 利用する者の範囲

④ 試料・情報の管理責任者の氏名又は名称

⑤ 研究対象者、又はその代理人求めに応じて、研究対象者が識別される試料・情報の利用又は他の研究機関への提供を停止すること。

⑥ ⑤の求めを受け付ける方法

5　アンケート調査

(1)　目的を明確にする

　アンケート調査もまた、よく行われる研究でしょう。簡単に、手軽にできる研究手法と認識している方も多いと思います。

　しかし、研究目的を明確にし、結果を今後どのように活用するかについて考えながら計画書を作成しないと、質の低い、目的がよく分からない調査研究となってしまいます。

　よく、学会発表において目的が明確でないアンケート調査報告を目にすることがあります。このような研究は学会発表は行えたとしても、学術論文にするのは難しいでしょう。

　また、調査項目も、目的を明確にした上で作成する必要があります。偏った自分よがりの、思いついたままの調査票とならないように注意することが必要です。アンケート調査項目は、「何となくいっぱい書いておけば結果が出るだろう」と思いがちです。

　しかし、研究目的を明確にし、どう集計するかを明確にしておかないと、まとめるときにどうしたらいいか分からなくなります。あれもこれもと、思いつきで調査項目を増やしているアンケートは美しくなく、回答してくださる方に失礼です。

　じっくりよく考え、何を本当に知りたいのか目的を明確にし、その分野の先行研究を十分に吟味して調査票を作成してください。

(2)　調査票について
①　調査票の内容を点検する

　調査票が完成したら、その分野に精通した数名の専門家にレビューしてもらい、客観的に評価してもらいます。さらにその後、数名の調査対象者に実際にアンケートに回答してもらい、答えにくい設問はないか、設問量は妥当かについて評価し、修正してやっと完成です。

　したがって、本当にきちんとした調査票を作成したい場合は、多大な時間と労力がかかると思ってください（通常、著者は4〜5か月かけて調査票を作成します）。

②　回答者にかかる負担

　この種類の研究は通常、「侵襲を伴わない」研究と捉えられていますが、回答者にかなりの時間的負担を強います。

　また、場合によっては回答者に精神的な侵襲を及ぼすことがあるかもしれません。例えば、癌に関する設問を読むことにより、家族が癌で亡くなったことを思い出し、精神的に不安定となることもないとはいえないでしょう。そのため、倫理審査委員会での承認は必須といえるでしょう。

(3)　説明書および同意書

　また、アンケート調査では文書で同意をとる必要はないと思いますが、著者は患者介護者にインタビュー方式でアンケートに回答してもらった研究では、文書で同意を得て実施しました。

　説明書および同意書は通常、各施設の倫理審査委員会等で規定されたひな形を用いるのが一般的ですが、自分で作成する場合は、**資料2**[1)]に基づいて作成することが必要です。また、被験者のほとんどが一般市民であるため、一般の人ができるだけ理解しやすいよう、**表5－4**に留意して作成すると良いでしょう。

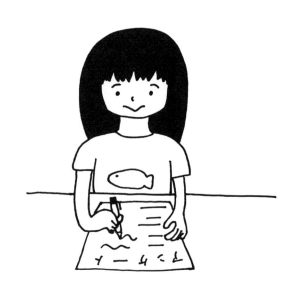

資料2　説明文書・同意文書の作成方法

研究対象者が理解しやすい表現に配慮し、以下の説明事項を含めることを記載する。

① はじめに：臨床試験についての説明、試験の実施主体、当該試験の意義、倫理審査委員会にて承認を受けていることとその名称等

② この試験の目的

③ この試験の方法：研究対象者として選定された理由を含む。

④ この試験の予定参加期間

⑤ この試験への予定参加人数

⑥ この試験への参加により期待される利益および起こり得る危険、ならびに不快な状態、当該臨床研究終了後の対応

⑦ この試験に参加しない場合の、他の治療方法

⑧ この試験中に、研究対象者の健康に被害が生じた場合：補償の有無とその内容を含む。

⑨ この試験への参加は、研究対象者の自由意思によること：参加に同意しなくても不利益な対応を受けないこと。

⑩ この試験に関する情報は、随時連絡すること：研究対象者および代諾者等の希望により、他の研究対象者の個人情報保護や当該臨床研究の独創性の確保に支障がない範囲内で、当該臨床研究計画書および当該臨床研究の方法に関する資料を入手または閲覧することができること

⑪ この試験を中止させていただく場合があること

⑫ この試験に参加された場合、研究対象者のカルテ等が試験中あるいは試験終了後に調査されることがあること

⑬ この試験結果が公表される場合でも、研究対象者の身元が明らかになることはないこと

⑭ 試料等の保存および使用方法ならびに保存期間：個人情報の取扱い、提供先の機関名、提供先における利用目的が妥当であること等について倫理審査委員会で審査した上で、当該臨床研究の試料と結果を他の機関へ提供する可能性があることを含む。

⑮ この試験への参加に同意された場合に守っていただくこと

⑯ 研究対象者の費用負担について

⑰ 知的財産権とCOI状態について：特許権等が生み出される可能性とその帰属先、臨床試験に係る資金源、起こり得る利益相反状態および研究者等の企業等の関連組織との関わりを含む。当該研究の実施主体が企業ではなく、財団や他施設の研究者等である場合、財団や他施設の研究者等についてもCOI状態を開示する。

⑱ 担当医師：研究者の氏名・職名を含む

⑲ 相談窓口

⑳ 研究対象者が未成年の場合は、研究対象者にわかりやすい言葉で十分な説明を行い、本人の理解（インフォームドアセント）を得るように努めること。

（「研究者主導臨床試験の実施にかかるガイドライン」より引用・抜粋）

> **知的財産権**
>
> 人の知的創造活動力によって生み出されたものを無形の財産とみなし、生み出した人に与えられる法律上の権利（財産権）を言う。

表5－4　説明書および同意書を作成する上で留意すべきポイント例

① 専門用語を避け、分かりやすい言葉で説明する。
　難しい用語には注釈をつける。
② 分かりやすく説明するために、表や図などを用いる。
③ 文言を統一する（「がん」と「癌」など）。
④ 文章は1文を短めとする。
⑤ 文字は12ポイント以上が望ましい。
⑥ 行間はあまり狭すぎないようにする。
⑦ 研究対象者を「対象」、「被験者」と記載せず、「患者さん」、「あなた」などと記載する。

(4)　アンケート調査にかかる費用を考慮する

　このように、患者さんや医療従事者にインタビュー方式で行う研究であれば別ですが、通常、アンケート調査は郵送法により実施されるため、観察研究と異なり費用がかかります。また、研究を行う前に郵送先のデータベースを有していれば（もしくは郵送予定の施設がホームページなどで公開されていれば）別ですが、新たに郵送先のデータベースを作成するとなると、これもかなりの費用がかかります（実際著者らは、以前は自分で費用を捻出して研究を行っていましたが、簡単な調査でも10万円は軽く超えたので、この研究を自分の力だけで継続して行うのは無理であると考えました…）。

　しかし、この費用を節約してサンプル数を減らしてしまうと研究の質が落ち、社会的に無意味な研究となる可能性があります。また、そのサンプルを自分で集計するとなると、これもまた多大な時間と労力がかかるため、通常第三者機関に集計をお願いしますが、その委託にもお金がかかります。

　したがって、質の高いアンケート調査研究を行うためには、研究班に入れてもらったり、国や団体から助成を受けたりする必要があります。

⑸　研究計画書を作成する

　また、アンケートの回収率も研究の質を左右する重要なファクターとなるため、調査を開始する時期（年末やお盆の時期は行わない）を考慮したり、督促状を後日郵送するなど調査には工夫が必要です。

　まとめると、質の高いアンケート調査を実施するには多大な労力と費用がかかるため、その点を考慮した上で研究計画書を作成する必要があります。

　もし、自分で費用を捻出しなければならない場合には、研究目的を遂行するための、できるだけ最小限のサンプル数はいくつなのか、十分に吟味して研究計画書を作成する必要があると思います。実際のアンケート調査の研究計画書を**資料3** [2]および**資料4** [3]に示します。しかし、これらの研究計画書は以前の倫理指針に従って記載されたものであるため、今後研究計画書を作成する場合は、**資料1**を十分に考慮して作成してください。

　資料3　アンケート調査の研究計画書（薬局薬剤師への調査）

1　背景
　厚生労働科学研究費補助金がん臨床研究事業「がん医療の均てん化に資する緩和医療に携わる医療従事者の育成に関する研究」班では、平成19年度より緩和医療に携わる医療従事者の育成に関する調査研究を行っている。近年、緩和医療の分野においては、入院医療と同時に在宅がん患者に対する緩和医療のニーズが高まっており、そのため在宅緩和ケアの基盤整備が急務となっている。しかしながら、在宅緩和ケア推進において重要な役割を担う保険調剤薬局の業務の実態や困難感、薬剤師の緩和ケアに対する意識、および在宅緩和ケアを担う薬剤師の育成方法のあり方について検討した全国規模の調査はまだない。

2　目的
　保険調剤薬局の現在の業務の実態（医療用麻薬の取扱い状況、在宅医療への関与等）、緩和ケアに関する意識や困難感、設備、勤務している薬剤師の緩和ケアの経験、服薬指導の状況等を集計・解析することにより、現時点での保険調剤薬

局の緩和ケアへの関与の度合いについて評価する。さらに、この評価結果をもとに、保険調剤薬局の薬剤師が在宅緩和ケアに関する知識および技能を修得するための教育プログラム作成における基礎資料を作成する。

3 対象と方法
1．実施予定期間
平成20年11月1日〜平成21年3月30日
2．実施場所
○○大学付属病院薬剤部
3．対象（目標症例数を含む）
保険調剤薬局へ郵送する調査票3000
4．除外基準
　調査票記入による時間的な制約を受けたくない、もしくは調査票記入に協力できない保険調剤薬局の薬剤師。そのような場合、本研究は即時中断してもかまわない、もしくは調査票を破棄してもかまわないことを説明書内に明記する。期間内に調査票が返送されなくても、調査票の督促は行わない。
5．方法（方法が侵襲的か否か、診療目的以外の試料採取があるか否かについて必ず記載のこと）
5.1　試験デザイン
　郵送式による自記式質問紙調査。なお、本研究は非侵襲的な研究である。
5.2　割付方法
　層化二段階無作為抽出法によって抽出
5.3　観察・調査・検査項目
　・保険調剤薬局の現在の業務形態
　　（医療用麻薬の取り扱い状況、在宅医療への関与等）
　・保険調剤薬局設備
　・薬局薬剤師の在宅緩和ケアの経験、服薬指導の状況等
5.4　試験のスケジュール
　上記実施予定期間に郵送にて調査票を配布し、郵送にて調査票を回収。なお、調査票は私書箱にて管理する。私書箱は分担研究者である○○大付属病院薬剤部△△が責任をもって管理する。
6．評価の方法
6.1　主要評価項目
　保険調剤薬局の緩和ケアに対する業務の実態、困難感、薬剤師の緩和ケアに対する意識、在宅緩和ケアを担う薬剤師の育成方法のあり方
6.2　主要評価項目の評価方法
　自記式質問紙調査
7．副作用、危険性およびその対策
　薬物投与は行わない研究であり、安全性の問題はない研究である。
8．個人情報保護の対策
　本調査票は調査票記載者/施設を特定できる情報を含んでいない。調査協力は

調査票を記載する薬剤師の自由意思で決められる。精神的侵襲を受けた調査票項目は回答しなくても良いこと/もしくは調査票に回答したくない場合、調査票を破棄してもかまわないことを説明書内に明記する。また、調査票はこの研究が終了次第処分する。なお、本研究は○○大学付属病院（研究分担者の所属施設）の倫理委員会承認後に実施する。

９．費用の出拠、負担

厚生労働科学研究費補助金がん臨床研究事業「がん医療の均てん化に資する緩和医療に携わる医療従事者の育成に関する研究」班より費用は出拠される。

4　倫理的、社会的配慮

⑴　倫理的問題点

調査票記入のための時間の捻出。調査票内容を読むことによる精神的侵襲。

⑵　対象となる者の人権を擁護する方法

調査協力は調査票を記載する薬剤師の自由意思で決められる。精神的侵襲を受けた調査票項目は回答しなくても良いこと/もしくは調査票に回答したくない場合、調査票を破棄してもかまわないことを説明書内に明記する。

⑶　対象となる者の理解と同意を得る方法

調査票に回答しなくても何ら不利益にはならないという文を説明書中に加える。また、本調査票は郵送式で行うため、特に文書での同意は必要ないと考える。

⑷　対象となる者に生ずる危険性と不利益に対する配慮、対策

調査票を記入することによる時間の捻出/精神的侵襲。その場合、本研究は即時中断してもかまわない、もしくは調査票を破棄してもかまわないことを説明書内に明記する。

⑸　医学上の貢献の予測

保険調剤薬局の業務の実態や困難感、薬剤師の緩和ケアに対する意識等が明確となることにより精度の高い、教育プログラムの基礎資料が立案できると考える。

5　参考文献（必要に応じ記入）

萩田均司：調剤と情報　13　154-157（2007）
營　基治：調剤と情報　13　1324-1326（2007）
前堀直美他：医療マネジメント学会雑誌　6　661-666（2006）

6　説明書

課題名：「保険調剤薬局における緩和医療の関わりに関する調査」

１．本臨床研究あるいは医療の目的について

本研究は、保険調剤薬局の現在の業務の実態（医療用麻薬の取り扱い状況、在宅医療への関与等）、緩和ケアに関する意識や困難感、設備、勤務している薬剤師の緩和ケアの経験、服薬指導の状況等を集計、解析することにより、保険調剤薬局の緩和ケアへの関与の度合いについて調査することを目的としています。なお、この調査結果は保険調剤薬局の薬剤師の先生方が在宅緩和ケアに関する知識および技能を修得するための教育プログラムを策定するための重要な資料となり

ます。
２．本臨床研究あるいは医療の方法について

　無作為抽出法によって抽出されました全国3000の保険調剤薬局に自記式質問紙を郵送させていただいております。調査票の記入には15分程度を要します。同封しております調査票にご記入いただき、ご返送をお願い申し上げます。アンケートをお受け取りになられてから、３週間以内にご投函いただければ幸いです。

３．個人情報の保護について

　調査票は無記名となっており、誰が（もしくはどこの施設が）どのように回答したか分からないようになっております。個人または施設名が特定できるような情報が公表されることは一切ございません。また、調査票はこの調査目的以外には使用せず、調査終了後処分いたします。

４．経済的負担について

　この調査にご協力いただいた先生方（施設）が経済的負担をしいられることは一切ございません。本調査費用は厚生労働科学研究費補助金がん臨床研究事業「がん医療の均てん化に資する緩和医療に携わる医療従事者の育成に関する研究」班より出拠されております。

５．本研究あるいは医療への自由意思による参加と撤回について

　調査協力は調査票を記載する薬剤師の先生方の自由意思で決めます。回答したくないと思った調査票項目は回答しなくてもかまいません。もしくは調査票全てに回答したくない場合、調査票を破棄してもかまいません。調査票に回答しなくても何ら先生方の不利益にはなりません。

６．倫理的配慮について

　この調査は、参加される先生方の人権が守られるように慎重に検討し、研究分担者の所属施設（○○大学付属病院）の倫理委員会において承認されました。しかしながら、調査項目によっては回答したくないと思う質問があるかもしれません。その場合はその質問の回答をいただかなくてもかまいませんので、できる範囲でご記入いただければ幸いです。

層化二段階無作為抽出法

　一段階目で全ての調査対象を選び出し、さらに二段階目で一部の調査対象を選び出すという二段階の抽出方法（本章資料３の調査事例では、全国の保険薬局のリストを作成し、都道府県毎に分けた後、それぞれの都道府県の抽出％を一定とし、トータル3000軒となるように無作為に調査薬局を選定したという設定である）。

資料4　アンケート調査の研究計画書（患者介護者への調査）

1　背景

これまで、本邦ではアルツハイマー型認知症に対する治療薬は経口剤しかなかった。しかし、2011年4月に、1日1回貼付することで効果を示す経皮吸収型貼付剤がアルツハイマー型認知症の治療薬として製造販売承認を得た。その結果、経口剤が服用しづらかった・苦手だった患者さんでも容易に服薬できるようになる、服薬時間を短縮できるなど、介護者の服薬管理も楽になると期待される。しかしながら、上記のような貼付剤の有用性を評価した調査は国内では検討されていない。

2　目的

現在、介護者が患者さんに経口剤を服用させる際、困っているのかどうか、困っている場合はどのような理由で困っているのか調査を行う。また、経口剤を服用させるのに実際どのくらいの時間が必要なのか、介護者がどのような剤形を好むのか、貼付剤に対して何を期待するのかをあわせて調査する。以上、剤形の違いにより介護者の負担がどのように変わるのか実態を明らかにすることにより、服薬コンプライアンス向上に役立つための基礎資料を作成する。

3　対象と方法

1．実施予定期間

平成23年7月1日～平成23年7月31日（1か月間）

2．実施場所

○○大学付属病院　老年内科外来

3．対象

3.1　目標症例数

予定症例数は100例を目標とする。

3.2　対象患者

○○大学付属病院　老年内科外来通院中の日本人患者の介護者

3.3　選択基準

被験者本人の自由意思での文書による参加同意が可能で、かつ本実施計画書を遵守できる患者さんの介護者

4．除外基準

1）この研究の趣旨を理解できない、また、質問したことに的確に答えることができないと考えられる患者さんの介護者

2）その他、実施責任医師または分担実施医師が不適当と判断した介護者

5．方法

5.1　試験デザイン

アンケート調査

5.2　用法用量

用法/用量の設定はない

5.3 投与期間
　患者に対し、薬物投与は行わない
5.4 割付方法
　設定なし
5.5 観察・調査・検査項目
　現状、介護者が患者に経口剤を服用させる際、困っているのかどうか、困っている場合どのような理由で困っているのか調査を行う。また、経口剤を服用させるのに実際どのくらいの時間が必要なのか、介護者がどのような剤形を好むのか、貼付剤に対して何を期待するのかをあわせて調査する。本研究は非侵襲的な研究であり、診療目的以外の試料採取もない。
5.6 試験のスケジュール
　上記実施予定期間にアンケートを配布し、回答してもらい、その場で回収。

6．評価項目
6.1 有効性の評価
6.1.1 主要評価項目
　介護者にとって、貼付剤は使用しやすい剤形なのか、また使用する理由は何か調査する。
6.1.2 主要評価項目の評価方法
　アンケート調査
6.2 安全性の評価
　通常の診療範囲内での評価

7．副作用、危険性及びその対策
　薬剤は投与しないため、特になし。

8．プライバシーの保護の対策
　本アンケートは被験者を特定できる情報を含んでいないため、特になし。

9．研究（試験）費用の出拠、負担
　被験者に特別な負担は発生しない。

4　研究（試験）の倫理的、社会的、医学的問題
⑴ 倫理的問題点
　聞き取り調査のための時間の捻出。アンケートをとることによる精神的侵襲。
⑵ 対象となる者の人権を擁護する方法
　人権が侵されそうになった場合は即時中断する。
⑶ 対象となる者の理解と同意を得る方法
　アンケートに回答しなくても何ら患者さんならびに介護者の不利益にはならないという一文を同意説明文書内に加える。また、本アンケートは被験者を特定できる情報を含んでいないが、文書での同意を得る。
⑷ 対象となる者に生ずる危険性と不利益に対する配慮、対策
　アンケートを依頼することによって精神的/身体的侵襲、医療不信が発生した場合、本研究は即時中断する。

5　予想される結果

　介護者が患者さんに経口剤を服用させる際の困難感が評価できる。また、介護者の貼付剤に対する期待度を抽出することができる。

6　参考文献

1 ）Rafael Blesa et al：アルツハイマー病の治療におけるリバスチグミンのパッチ剤とカプセル剤に対する介護者の選好、NEUROLOGY 69：23-28（2007）

2 ）今井幸充：痴呆性高齢者の在宅服薬管理と介護負担の関連について、治療 87：433-443（2005）

7　説明書

課題名：剤形の違いが介護者の負担に及ぼす影響～貼付剤の有用性に関する検討を中心としたアンケート調査～

1 ．本研究の目的・方法

　これまで、本邦ではアルツハイマー型認知症に対するお薬は飲み薬しかございませんでした。しかし、2011年 4 月に 1 日 1 回貼ることで効果を示す貼り薬が販売されました。その結果、飲み薬では飲みづらかった、苦手だった患者さんでも簡単にお使いできるようになる、お薬の服用時間を短縮できるなど、介護される方のお薬の管理も楽になると期待されております。しかしながら、認知症治療薬の貼り薬のニーズについて調査された報告はございません。そこで、今回は認知症治療薬では日本初の貼り薬のニーズについてアンケート形式の調査を行います。

（試験に参加できる方）

1 ）調査の参加に同意された方 2 ）年齢20歳以上でアルツハイマー型認知症と診断された方の介護者

　なお、以下の項目に一つでも該当する方は、この試験に参加することができません。

（試験に参加できない方）

1 ）この研究の趣旨を理解していただけない方 2 ）質問したことに的確に答えることができない方 3 ）その他、協力医師が試験に参加しない方がいいと判断した患者

2 ．副作用、危険性等及び経済的負担

　特にございません

3 ．本研究への自由意思による参加

　今回参加をお願いする調査は、介護者の方が患者さんに飲み薬を服用させる際、困っているのかどうか、困っている場合どのような理由で困っているのか、貼り薬に対して何を期待するのかについての調査です。この調査は、患者さんを介護される方のご協力により成し遂げることができるものです。ただし、この調査に参加されるかどうかはあなたの自由意思で決めてください。また、参加されなく

てもあなたが不利益を被ることはありません。

４．本研究への参加をいつでも撤回できること

　本研究への参加は、患者さんを介護される方の自由意思によるものです。同意した後でも、いつでも取り消すことができます。

５．プライバシーの保護

　この調査で得られた情報は、薬学雑誌などに公表されることがありますが、あなたの名前などの個人的情報は一切分からないようにしますので、プライバシーは守られます。また、この調査で得られたデータが、本調査の目的以外に使用されることはありません。個人情報保護法に基づいてプライバシーを保護します。

６．その他

　いつでも相談窓口にご相談ください。

（連絡先）

○○病院　薬剤師　△△△△

電話番号：××-××××-××××

メールアドレス：●●@□□□□

８　同意書

○○病院　院　　　長　殿
　　　　　実施責任者　殿

　私は、剤形の違いが介護者の負担に及ぼす影響～貼付剤の有用性に関する検討を中心としたアンケート調査～について、説明文書により下記の説明を受け、その目的・内容・注意事項等、十分理解しましたので、この研究に参加することを同意いたします。

　　１．本研究の目的・方法
　　２．副作用、危険性等及び経済的負担
　　３．本研究への自由意思による参加
　　４．本研究への参加をいつでも撤回できること
　　５．プライバシーの保護
　　６．その他

同意日　　　平成　　年　　月　　日

　　　　　　　　　　同意者　＿＿＿＿＿＿＿＿＿＿＿㊞

　私は、剤形の違いが介護者の負担に及ぼす影響～貼付剤の有用性に関する検討を中心としたアンケート調査～について、目的・内容・注意事項等を十分説明し、上記のとおり同意を得、本同意書の写しを患者さんの介護者に渡しました。

説明日　　　平成　　年　　月　　日

　　　　　　　　　　同意取得薬剤師　＿＿＿＿＿＿＿＿＿＿＿㊞

Q&A

Q 1：倫理審査委員会の委員や研究者等に対する教育や研修は、どのようなことを行えばよいでしょうか？

A 1：研究の多様化や社会情勢の変化等を踏まえ、①研究計画の内容及びその実施に係る諸事項についてより適切な審査に資するため、倫理審査を担当する委員に必要と考えられる事項、②適切なヒトゲノム・遺伝子解析研究の実施に資するため、研究に携わる全ての研究者等に必要と考えられる事項について、それぞれ適した教育又は訓練を実施することが重要です。また、教育及び研修の内容や方法は、研究内容や研究機関の規模等によって様々な方法が考えられます。

　　　したがって、一概に具体例を示すことは困難ですが、座学形式の講習会だけではなく、公開されている E ラーニングシステムや関係府省・団体等のホームページで公開されている資料を活用する等の方法でもかまいません。

Q 2：倫理審査委員会の審査が完了したことをもって、研究を開始してもよいですか。また、研究開始のタイミングについて注意すべきことはありますか？

A 2：人を対象とする医学系研究に関する倫理指針では、研究を行う機関の長は倫理審査委員会の意見を尊重し、研究実施を許可するかどうかを決定すると規定されています。したがって、倫理審査委員会の意見を文書で受けた後に、研究を行う機関の長が許可することにより研究を開始できることになります。

　　　研究者は、研究開始に際し、当該研究計画について、倫理審査委員会の審査が終了し、機関の長の許可が得られていることを確認する必要があります。研究を開始するために必要な手続が完了していることを、各機関において通知や公知するための方法は、それぞれ様々な工夫や管理方法があります。例えば、機関の長が許可した研究計画は、許可番号等を付与し、インフォームド・コンセントの説明文書様式に当該番号等を記入する欄を設け表記することによっ

て、機関内手続の過誤を見過ごすことなく、また、周囲の関係者か
らも容易に識別できるようになります。

参考文献

1) 一般社団法人全国医学部長病院長会議
   「研究者主導臨床試験の実施にかかるガイドライン」
   https://www.ajmc.jp/pdf/guideline_01.pdf
2) Y. Ise, T. Morita, N. Maehori, M. Kutsuwa, M. Shiokawa, Y. Kizawa. (2010). Role of the
   community pharmacy in palliative care : A nationwide survey in Japan. J Palliat. Med.
   Jun ; 13(6), 733-737.
3) 伊勢雄也, 片山志郎, 中野博司, 大庭健三. (2012). 認知症患者における服薬介助の現
   状ならびに貼付剤の有用性についての調査研究. 医薬品情報学, 14(3), 101-104.

・　森田達也. (2011). 臨床をしながらできる国際水準の研究のまとめ方～がん緩和
   ケアではこうする～, 青海社.

第 6 章

データを取る

ポイント

- データの信頼性確保のためには、正しいデータの収集、管理、保管および共有を行うことが重要である。
- データはあれもこれも収集するのではなく、研究計画書に従い、副次評価等にかかる必要最低限のものを収集する。
- データは盗難される心配のない安全な場所に保管する必要がある。
- データは、「人を対象とする医学系研究に関する倫理指針」に従い保管する。
- データの廃棄にあたっては、再構築されることのないよう、最新の廃棄技術が必要となる場合がある。
- 研究の信頼性を確保するため、モニタリングおよび監査が義務づけられている研究類型がある。
- 試料・情報を取得する場合のインフォームド・コンセントは、研究類型に応じて取り方が異なる。

1 はじめに

　この章では、データの取り方（同意の取り方も含む）について紹介します。データは、研究を行う上で基礎となるものです。

　そのため、データの信頼性は研究を遂行する上で不可欠なものである

と言えるでしょう。データの信頼性確保の第一歩は、有意義で偏りのないデータを収集することができるような適切な研究計画を作成することです（研究計画の作成については、第5章を参照）。加えて、研究計画に従った、正しいデータの収集、管理、保管および共有（データが第三者にも確認できるようにすること）をすることが重要です。データの共有ができない場合には、結果の真否を確認することができず、信憑性に疑問が生じます。

　また、最終的には統計解析を行うので、その際にやりやすいように収集、管理、保管することが重要です。

2 データの収集

　データの収集とは、知りたい変数を許される方法で組織的に採取して測定する、または診療目的で測定されたデータを収集することを意味します。あれもこれもと収集するのではなく、研究計画書に従い、副次評価等にかかる必要最低限の収集にとどめてください。多くの場合、臨床研究で収集されるデータは、大まかに次の四つに分類されます。

(1) データの分類
① 数量データ
　一つ目は数量データといわれるもので、身長・体重・年齢などの個人の基本的データや、血圧・脈拍・体温といったバイタルサイン等のデータのことです。
② 分類データ
　二つ目は分類データといわれるもので、性別、血液型、疾患名など数値では表せないものですが、共通のカテゴリー分けができるものです。数量データと合わせて、データが数や分類で表現されるものであれば、データを分析するときに統計学的に表すことができます。
③ 記述データ
　三つ目は記述データといわれるもので、文章で記述されたもののことを指します。これはインタビュー研究などで対象者が語った内容や、質

問紙に記載してもらった内容のことです。

④　映像データ

　四つ目は映像データといわれるもので、言葉どおり写真やビデオで撮影したものを指します。映像データの分析には機器を使用するものが多いため、このようなデータ分析のための機器を事前に用意できない場合は、あらかじめこの形態のデータを収集するのは避けた方が良いでしょう。

(2)　正しくデータを収集する

　研究領域やデータの種類によってデータの収集方法は異なりますが、正確なデータを収集するということは全てに共通して求められます。

　起こりうる間違いを防ぐためには、正しくデータ収集を行う方法を習得することが必要です。データの収集を適切に行わないと、**表6－1**のような研究の目的である疑問に対する正確な答えが得られない、研究を再現し確認することができないなどの問題が生じます。

表6－1　データ収集が適切でない場合に生じ得る問題

①　研究の目的である疑問に対する正確な答えを得られない
②　研究を再現し確認することができない
③　誤った結論に至る
④　資源が無駄になる
⑤　無意味な研究へ誘導してしまう
⑥　臨床業務の判断を誤らせる
⑦　研究対象となった患者に無駄な危害や労力を与える

(CITI Japan on スクリーン e ラーニング講座より引用・改変)

　誤ったデータ収集による弊害の程度は、研究領域や研究内容によって大きく異なりますが、医療業界に重大な影響を及ぼす可能性も否定できません。事実、STAP細胞の事件は日本だけでなく、世界中で話題となりました。そのため、データ収集に不明確な点があれば専門家の助言を求め、データ収集前、収集中および収集後に点検を受けることが必要で

しょう。

　また、研究に関わる者同士がお互いにコミュニケーションを図り、研究計画書どおりに研究が遂行されているか確認したり、研究手順に変更があった場合、すぐ情報が共有できるような体制を作っておくと良いでしょう。

3　データの管理

　研究データは研究の進行中であっても終了後であっても、盗難される心配のない安全な場所に保管する必要があります。そのためには、電子化したデータと、それ以外の紙ファイル、日誌のような紙媒体の取扱いに関してそれぞれの方針を決め、具体的な手順を決めておく必要があります。

(1)　情報の保護

　また、情報保護にあたっては機密性、データへのアクセスおよび信憑性の三つの要素を念頭に入れておく必要があります。機密性は、情報の取得や開示を許可された者だけに限定し、それ以外の者への情報漏れやアクセスを防ぐというものです。人を対象とした研究では、人権、尊厳およびプライバシーの保護という重要課題があるため、この点は倫理上、職業モラル上においても重要です。

　「人を対象とする医学系研究に関する倫理指針」にも、「研究者等は研究の実施に伴って取得された個人情報であって当該研究者等の所属している研究機関が保有しているもの（保有する個人情報）は、漏洩、滅失又はき損の防止のために適切な安全管理措置を講じなければならない」と規定があります。**表6−2**に個人情報の安全管理の措置例を示します。物理的、技術的、組織的、人的な観点から安全管理について考えていく必要があります。

114

表6－2　個人情報の安全管理の措置例

物理的	・入退室の管理 ・盗難等の防止 （記録媒体の持ち込み・持ち出しの禁止等） ・機器、装置等の物理的保護 （スマートフォン、パソコン等の接続制限等）
技術的	・アクセス制御 ・アクセス権限の管理 ・アクセス記録
組織的	・組織体制の整備 ・規定等の立案、整備、運用
人的	・雇用契約および委託契約の締結時における守秘 　義務規定 ・研究者に対する教育、訓練の実施

（「人を対象とする医学系研究に関する倫理指針ガイダンス」より引用・改変）

(2)　守秘義務

　また、各種倫理指針により研究者は守秘義務を負う他、研究者が医師、歯科医師、または薬剤師である場合、守秘義務違反は刑法による処罰の対象となります。

(3)　データ毀損の対策

　上記のように、許可されていない者への情報漏れやアクセスを防ぐ措置は非常に重要ですが、逆に火事や水漏れなどの災害や、ハードディスクの故障などにより、その研究の関係者がデータにアクセスできなくるといった危険に対しても対策を講ずる必要があります。

　例えば、収集したデータは定期的にバックアップをとり、バックアップコピーを盗難や災害から守れるよう、暗証番号などを設定した安全な場所に保管し、元々の資料、収集物なども、それぞれ適した形で安全な場所に保管する必要があります。

⑷ データの信憑性

　信憑性とは、情報が信頼するに足るものであることを意味します。すなわち、データが収集された後、意図的か否かを問わず、不適切な変更が加えられたものではなく、また、そのデータがデータの利用者が想定している人物に由来するものであり、誤って別の人物から得たものでないということです。

　さらに、記録されたデータが実際の状況を反映しており、同じ状況下で収集すれば同一のデータが得られるようになっている（再現性がある）ということです。

　データ管理は今後ますます電子化される傾向にあります。電子化されたデータは便利で経済的ですが、データの保護をしなければならず、またその保護方法は複雑化していきます。システムに異常が起きれば収集された全てのデータが被害を受けることがあります。そうした場合でも、紙媒体で保存していればデータとして残るため、保存方法は可能な限り両方の方法を併用していくのが良いでしょう。

4　データの保管

　データを保管する際は、誰が、いつ、どのようにデータを一時保管し、取り出し、公開し、長期保存し、破棄するかを明確にしなければなりません。以上のようなポイントを踏まえ、研究計画書を作成する必要があります。

　「人を対象とする医学系研究に関する倫理指針」でも、研究の信頼性を確保するため、研究に用いられる情報および当該情報に係る資料は、研究機関の長が規定に基づいて保管および廃棄することを監督するよう記載があります（**図6－1**）。規定では、侵襲（軽微な侵襲を除く）を伴う研究であって、介入を行うものに係る情報等は、少なくとも研究終了後5年または研究結果の最終公表後3年のいずれかの遅い日まで保管する義務があります。一方、その他の情報等については、可能な限り長期間保管をするという努力義務の規定があります（**図6－2**）。

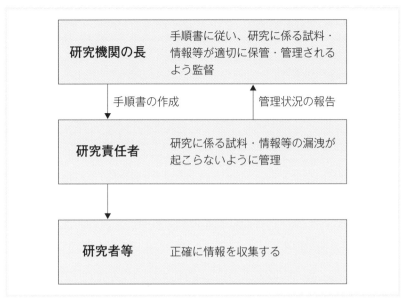

（「人を対象とする医学系研究に関する倫理指針ガイダンス」より引用・改変）

図6－1　試料、情報等の保管

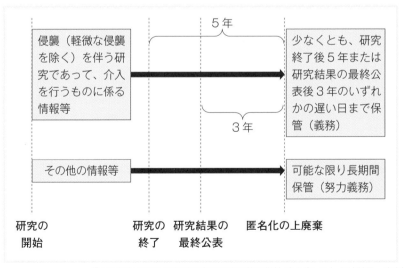

（「人を対象とする医学系研究に関する倫理指針ガイダンス」より引用・改変）

図6－2　情報等の保管期間

5　データの廃棄

　データの廃棄にあたっては、データを含む情報が拾われたり、再構築されることのないよう、最新の技術が必要となります。コンピュータのハードディスクなどの情報記録ディスク中に、磁気の形で保存されているデータは、複数回の消去処理によって消去する必要があります。デジタルカメラなどで光学的に保存された CD や DVD は、上書きをしたり、シュレッダーにかける必要があります。

　研究者がこれら必要な機器を持ち合わせていない場合には、廃棄を専門とする業者に依頼すべきです。電子媒体以外の記録（実験ノートや紙ファイルなどの紙媒体）についても、同様に専門業者に委託することができます。

6　データの共有

　研究の信頼性を確保するため、「人を対象とする医学系研究に関する倫理指針」では、侵襲（軽微な侵襲を除く）を伴う研究であって介入を行うものに関しては、モニタリングは必ず、監査は必要に応じて実施すると規定しています。モニタリング従事者や監査従事者の役割、研究責任者および研究機関の長の役割を**表 6 - 3** に示します。

　診療録を用いた後方視的研究や、アンケート調査の場合はモニタリングや監査を行う必要はありませんが、それらを行うケースを想定して、客観的に評価してもらえるよう、データを整理しておくことが大事です。

表6－3　それぞれの役割

モニタリング従事者 /監査従事者	・守秘義務 ・モニタリング従事者は、モニタリング結果を研究責任者に報告 ・監査従事者は、監査結果を研究責任者および研究機関の長に報告
研究責任者	・研究計画書に基づき、モニタリングおよび必要に応じて監査を実施 ・モニタリング従事者、監査従事者に対して必要な指導・管理
研究機関の長	・モニタリングおよび監査の実施に協力 ・上記の実施に必要な措置を講じる

対象は、侵襲（軽微な侵襲を除く）を伴うものであって介入を行う研究
（モニタリングは必ず、監査は必要に応じて実施）

（「人を対象とする医学系研究に関する倫理指針ガイダンス」より引用・改変）

7　同意の取り方

　「人を対象とする医学系研究に関する倫理指針」では、試料・情報を取得する場合のインフォームド・コンセントについて、研究類型に応じて「文書同意」「口頭同意＋記録作成」「オプトアウト（情報公開＋拒否権の保障）」の3パターンを使い分けるよう規定しています（**表6－4**）。

　研究対象者に侵襲がある場合（医薬品を服用したり、採血を行ったりする研究等）では、文書同意をとる必要があります。侵襲がなくても介入を伴う研究（食品を用いる研究等）では、口頭同意でかまいませんが、その記録を作成し、保管する必要があります。侵襲がなく、介入を伴わない研究で、人体から取得された試料を用いない場合（アンケート調査や診療録のみを用いる研究）は、オプトアウトで可能でした。しかし、2017年に施行された改正個人情報保護法には、診療情報等の要配慮個人情報は、利用目的の特定、通知又は公表に加え、あらかじめ本人の同意が必要であり、原則オプトアウトによる情報提供はできないと明記され

表6－4　試料・情報を取得する場合のインフォームド・コンセントの手続き

研究対象者のリスク、負担			IC 等の手続き	研究の例
侵襲の有無	介入の有無	試料・情報の種類		
侵襲有	―	―	文書 IC	・医薬品等を用いる研究 ・終日行動規制を伴う研究 ・採血を行う研究
侵襲無	介入を伴う	―	文書 IC または口頭 IC＋記録作成	・食品を用いる研究 ・うがい効果の検証等の生活習慣に係る研究 ・日常生活レベルの運動負荷をかける研究等
	介入を伴わない	人体から取得された試料		・唾液の解析研究
		人体から取得された試料以外	文書 IC または口頭 IC＋記録作成（オプトアウトが可能な場合あり）	・匿名のアンケートやインタビュー調査 ・診療録のみを用いる研究等

（「人を対象とする医学系研究に関する倫理指針ガイダンス」より引用・改変）

ています。しかし、学術研究に用いるときや、公衆衛生の向上のために特に必要がある場合であって本人の同意を得ることが困難であるときはオプトアウトでも可能な場合があります。ですが、これらの判断については倫理審査委員会で審査されるべき事項であり、研究責任者が勝手に判断すべきではありません。一方、診療情報の2次利用ではなく、研究目的で新たに「要配慮個人情報（病歴など）」を得る場合は適切な同意（口頭や確認欄へのチェック等）が必須となります。人体から取得された試料を用いる場合についても口頭同意をとり、記録を作成する必要があります。

　既存の試料・情報を取得する場合、匿名化されている試料を用いる場合は、引き続き同意なしで他機関に情報提供可能です。しかし、**表6－**

5の要件を満たす必要があります。匿名化されていない試料を用いる場合には、その試料・情報を利用する機関に応じて同意が必要な場合があります（**表6－6**）。

表6－5　同意なしで他医療機関へ情報提供を行なう際の要件

① 提供元機関での体制・規定の整備
② 提供記録の作成・保存規定の整備（提供する側は提供後3年、提供される側は研究終了後5年）
③ 提供元機関の長の把握
④ 改正個人情報保護法の適応除外かどうかの把握
⑤ 通知／公開の実施
⑥ 適切な対応表管理を伴う「匿名化」の実施

　また、これまでの「人を対象とする医学系研究に関する倫理指針」では、海外に試料や情報を提供する際の要件は定められていませんでしたが、新指針では海外に試料・情報を提供する場合「相手国の個人情報保護体制が適切」または「適切な同意を受けていること」が必要と明記されており、注意が必要です。

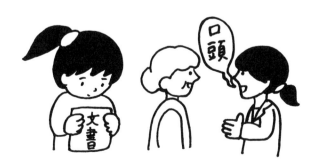

表6−6　既存の試料・情報を利用する場合のインフォームド・コンセントの手続き

既存試料・情報の種類		他機関へ提供（提供する側）	他機関から取得（提供される側）	自機関で利用
匿名化されていない	人体から取得された試料	・文書 IC によらない場合は口頭 IC ・文書 IC・口頭 IC が困難な場合はオプトアウト ＊いずれも困難な場合の例外あり	・文書 IC・口頭 IC によらない場合はオプトアウト ＊提供する側の IC またはオプトアウトの手続きが行われていることの確認が必要	・文書 IC によらない場合は口頭 IC ・文書 IC・口頭 IC が困難な場合はオプトアウト ＊いずれも困難な場合の例外あり
	人体から取得された試料以外			・文書 IC・口頭 IC によらない場合はオプトアウト
匿名化されている		手続不要		

（「人を対象とする医学系研究に関する倫理指針ガイダンス」より引用・改変）

8　おわりに

　データの信憑性は研究の核となるものです。だからこそ、研究内容に関係なく、研究者にはプロ意識に基づいたデータの収集を行うことが求められています。そのため、データの収集と取扱いにあたっては細心の注意を払い、誠実に取り組んでください。

　また、「人を対象とする医学系研究に関する倫理指針」では、研究により研究対象者に生じる危険等に応じ、インフォームド・コンセントを受ける手続き方法についてまとめています。今後は研究類型に応じてインフォームド・コンセントを行う必要があります。個人情報が改正された事に伴い、本指針もインフォームド・コンセント関連については、変更、新設された項目があるため、研究を行う際には注意が必要です。

Q&A

Q1：病歴や診療記録が含まれる研究データ（試料・情報）は、全て要

配慮個人情報として取り扱う必要がありますか？

A 1：病歴や診療記録が含まれる場合であっても、特定の個人を識別することができないものであれば、当該試料・情報は「要配慮個人情報」には該当しません。

Q 2：これまで個人情報ではないものとして取り扱ってきた試料・情報が、新医学系指針施行日以降、個人情報になり得ますか？

A 2：なり得ます。今般の本指針の改正では、一義的には個人情報の範囲に変更はありませんが、個人識別符号（ゲノムデータ等）が含まれることが明確である場合、新指針では個人情報として適正に取り扱うよう留意する必要があります。

Q 3：「既に学術的な価値が定まり、研究用として広く利用され、かつ、一般に入手可能な試料・情報」のみを用いる場合は、引き続き指針の対象外としてよいですか？

A 3：指針の対象外としてかまいません。なお、個人情報に該当する試料・情報を取り扱う場合は、個人情報の保護に関して適用を受ける法令を適切に遵守してください。

第 7 章

データを分析しよう

ポイント

- 統計解析を行う上で必要な基礎知識と、どのような解析手法があるのか、また適しているのかを学ぶ。
- 比較したいデータの形式が異なれば、適用する統計解析手法も異なってくる。
- アウトカムの種類によって選択する統計手法が変わってくるため、これらの違いを理解することは重要である。
- 得られたデータの特徴を捉えるために、まずはデータ全体を眺めることが重要である。これは統計解析の第一歩となる。

1 はじめに

　臨床研究における統計解析は、その研究を行う動機となっているリサーチクエスチョンの回答に直結し、それはすなわち研究の目的達成の評価につながります。それゆえ、評価対象となる項目（以後、アウトカムと呼びます）に関する統計解析手法は、データを収集する前に規定しておくことが重要です。

　この章では、統計解析を行う上で必要な基礎知識と、どのような解析手法があるのか、また適しているのかを学びます。また、統計解析を行う上で必須とも言える統計解析ソフトについてもいくつか紹介します。ここでは比較的よく用いられる統計解析手法を取り上げています。より

詳しく統計解析について学びたい方、広く統計学について学びたい方は、本章の最後に何冊か本を紹介していますので参考にしてください。

2 統計解析を始める前に

(1) どのような比較に関心があるか

本章では主に二つのアウトカムの比較を対象に説明します。ここでは主に次の2パターンの比較を考えます。

① 介入前と介入後のように1人の人から二つのアウトカムが得られるような場合の、介入前の群と介入後の群におけるアウトカムの比較
② ある群のアウトカムと別の群のアウトカムのように、独立した二つの群におけるアウトカムの比較

①の比較は、例えば心機能の低下している患者さんにある薬剤を投与したとき、薬剤投与前と薬剤投与後の心機能に変化があるかを見たい、といった比較です。

一方②の比較は、心機能の低下している患者さんを2群に分け、一方の群に薬剤Aを、もう一つの群に薬剤Bを投与したとき、どちらの群の方がより心機能改善効果が大きいかを調べたい、といった比較になります。

①の比較で得られるデータはいわゆる「対応のあるデータ」と言われるものであり、②で得られるデータは「対応のないデータ」と言われるものです。二つのアウトカムの比較といっても、①と②では比較したいデータの形式が異なるため、適用する統計解析手法も異なります。

(2) アウトカムの種類を知ろう

アウトカムとしては、上述の例のような心機能（例えば左室駆出率など）や、臨床検査値、術後の合併症の重症度など、研究によってさまざまなものが考えられます。アウトカムは変数とも呼ばれ、変数は大きく分けると連続変数とカテゴリカル変数（離散変数）に分けられます。

　さらに、連続変数は間隔尺度を持つものと比例尺度（比尺度）を持つものに、カテゴリカル変数は名義尺度を持つものと順序尺度を持つものに分類することができます（本によっては、順序尺度を持つカテゴリカル変数を連続変数として分類するものもあり、またそのように扱って解析する方が都合が良い場合もあります）。

　それではそれぞれの変数や尺度について見ていきましょう。

①　連続変数

　身長や体重、体温など、連続的な値をとるものを連続変数と呼びます。

・間隔尺度

　値の差（間隔）に意味があり、「0」（ゼロ）に絶対的な意味がないものです。これは言い換えれば、差には意味があるけれど、比には意味がないということです。

　例えば、体温は間隔尺度を持つ連続変数です。体温を摂氏で表したときと華氏で表したときでは「0」の持つ意味が異なり、「0」に絶対的な意味がないからです。

・比例尺度

　値の差に意味があり、かつ比にも意味があるものです。すなわち、比例尺度の場合には、「0」（ゼロ）に絶対的な意味があります。

　例えば、身長や体重は比例尺度を持つ連続変数です。身長を cm や m など単位を変えて表したとしても、「0」の持つ意味は同じです。体重も同様です。

②　カテゴリカル変数

　癌患者さんの治療歴（「手術」「化学療法」「放射線療法」「その他」）や、疾患の重症度（「軽度」「中等度」「重度」）のように、カテゴリの集まりとして表した変数をカテゴリカル変数と呼びます。

・名義尺度

　カテゴリ間の並び（順序）に意味がないものです。

　例えば、性別（「女性」「男性」）は名義尺度を持つカテゴリカル変数であり、「女性」と「男性」の間に順序関係は存在せず、その並び

順には意味がありません。

　また、性別のように2種類のみのカテゴリを持つカテゴリカル変数をとくに「2値変数」と呼ぶこともあります。

・順序尺度

　カテゴリ間の並び（順序）に意味があるものです。

　例えば、癌の進行度（「0期」「Ⅰ期」「Ⅱ期」「Ⅲ期」「Ⅳ期」）のようにカテゴリ間に順序関係が存在するもの（「0期」<「Ⅰ期」<「Ⅱ期」<「Ⅲ期」<「Ⅳ期」）を言います。

　後述の統計手法の説明では、アウトカムの種類によって選択する手法が変わってくるため、これらの違いを理解することはとても重要です。

3　ランダム化比較試験と観察研究の違いとは

　ここでは「2⑴どのような比較に関心があるか」の②の比較についての例を再度考えてみましょう。

　心機能の低下している患者さんを2群に分ける際、(I)薬剤Aを投与する群と薬剤Bを投与する群にランダムに振り分ける、(II)患者さんの疾患状態やこれまでの治療歴に応じて担当医が（通常の診療行為として）薬剤Aもしくは薬剤Bのどちらを投与すべきかを判断して振り分ける、といった方法が考えられます。

　(I)の方法で行われた研究は「ランダム化比較試験」と呼ばれ、(II)の方法で行われた研究は「観察研究」と呼ばれます。この二つの研究の大きな違いの1つは「それぞれの群で同じような患者背景となるかどうか」です。

　ランダム化比較試験では、その名のとおり患者さんがランダムに薬剤Aもしくは薬剤Bに振り分けられるため、薬剤Aに振り分けられた患者群と、薬剤Bに振り分けられた患者群とで、（理論上は）似たような患者背景（例えば年齢、性別、疾患の程度や既往歴など）となるという特徴があります。

　他方、観察研究では、各患者さんの過去の病歴や現在の状態などを考

慮して、担当医がそのときの最善の治療として薬剤Ａもしくは薬剤Ｂを選択し投与することになります。したがって、薬剤Ａを投与された患者群と、薬剤Ｂを投与された患者群とでは、患者背景が異なることが一般的です。

したがって、薬剤Ａと薬剤Ｂのどちらがより心機能改善効果が大きいかを調べる研究を行いたいとき、その研究をランダム化比較試験として行うのか観察研究として行うのかで、薬剤Ａ群と薬剤Ｂ群で同じような患者背景となるかもしくは異なるという違いがうまれるため、心機能改善効果を検討するための統計解析手法にも違いが出てきます。

本書では基本的な統計解析手法について述べるにとどめ、後述の統計解析手法ではランダム化比較試験を想定して説明しています。観察研究での統計解析手法については、例えば最後に紹介します新谷歩先生の「今日から使える医療統計」などで詳しく述べられていますので、参考にしてください。

4 データを記述・要約してみよう

関心のあるアウトカムに限らず、得られたデータの特徴を捉えることは非常に大切なことであり、まずデータ全体を眺めることが重要です。そしてそのための簡単な方法は、データの一覧表（リスト）を作成することです。例えば表7－1を見てください。

表7－1 患者背景（一覧）

患者番号	年齢（歳）	性別	体温（℃）	APACHE II スコア
1	56	女性	37.5	8
2	64	男性	37.8	20
3	47	女性	38.5	22
4	39	女性	37.3	7
5	25	男性	36.4	27
6	79	女性	36.7	23
7	75	男性	36.8	25

表7－1は、ある臨床研究に参加された7名の患者さんの背景情報です。このようにデータを一覧表にまとめることで、どのような患者さんが参加されたのかがよく分かります。

　しかし、7名ほどのデータであれば**表7－1**のように一覧表で示すことは簡単ですし、そこから読み取れる情報も簡潔ですが、もしこの研究に参加された患者さんが100名や200名など、もっと多かったらどうでしょうか？　そうなると一覧表を作成することは大変ですし、作成したとしても、そこからどのような患者さんが参加されたかの概要を捉えることは難しいでしょう。

　そのような場合には、データを要約するという方法が有効です。その際に用いるものを要約統計量と呼びます。

　データがカテゴリカル変数の場合には、通常、それぞれのカテゴリに属するデータの数（頻度）と全体におけるそれらの割合を用いて表現されます。例えば**表7－1**の性別のデータでは、「女性4（57.1％）」のように表されます。

　次に連続変数の場合のデータの要約についてですが、さまざまなものがあるなかでも、ここではよく用いられる基本的なものを紹介します。

① **データの中心などの位置を表す指標**
　・平均値
　　データの算術平均をとったものを平均値と呼びます。例えば**表7－1**の年齢のデータでは、平均値は（56＋64＋…＋75)／7＝55.0（歳）となります。
　・中央値
　　データを小さい方から順に並べ替えたとき、そのちょうど真ん中にある値を中央値と呼びます。データの数 n が奇数のときには、(n＋1)／2番目に大きい値が中央値となり、n が偶数のときには、n／2番目に大きい値と（n／2＋1）番目に大きい値との算術平均をとった値が中央値となります。**表7－1**の年齢のデータでは、データの数は7つと奇数であるため、4番目に大きい56（歳）が中央値となります。

② データのばらつきを表す指標

・標準偏差

　標準偏差は分散の平方根で定義され、分散とはそれぞれのデータ値と平均値との差の2乗和を（データの数－1）で割ったものです。ばらつきの指標として分散を用いることもできますが、分散の単位はその定義から元のデータの単位の2乗となり、解釈が困難となります。

　一方、分散の平方根で定義される標準偏差は元のデータと同じ単位となるため、ばらつきの尺度としては分散よりもこちらの方が分かりやすく、また実際に多用されています。**表7－1**の年齢データでは、分散は$\{(56-55.0)^2+(64-55.0)^2+\cdots+(75-55.0)^2\}/(7-1)=379.67$となるため、標準偏差はその平方根19.5（歳）となります。

・パーセント点（分位数）

　データを小さい方から順に並べ替えたとき、小さい方から何パーセントの点にあたる値が何であるかといった形で表します。

　具体的によく用いられる四分位数で説明します。四分位数ではデータ全体を4分割し、第1四分位数は25パーセント点、第2四分位数は50パーセント点、第3四分位数は75パーセント点を表します。ちなみに第2四分位数は中央値となります。

　パーセント点（これをqとします）は、（データの数×q）/100が整数のとき（このときの数をmとします）には、m番目に大きい値と（m＋1）番目に大きい値との算術平均をとった値となります。もし、（データの数×q）/100が整数でないとき（このとき（データの数×q）/100を超えない最大の整数をmとします）には、（m＋1）番目に大きい値となります。**表7－1**の年齢のデータでは、25パーセント点は39（歳）、50パーセント点は56（歳）、75パーセント点は75（歳）となります（パーセント点の求め方は他にも存在し、使用するソフトウェアによって結果が異なることもあります）。

　とくにデータが連続変数の場合には、これらの要約統計量を用いてデータを要約することで、そのデータがどのように分布しているのかを知ることができます。このときよく用いられるのが、データの位置情報

を表す平均値とばらつきを表す標準偏差です。これらは「平均値±標準偏差」という形で表現されることが多いです。

　その他の要約の仕方としては、位置情報として中央値、ばらつきとして四分位数（第1四分位数と第3四分位数）を用いることもあります（**表7－2**[1)]参照）。**表7－2**ではIQR（四分位範囲）というものが出てきますが、これは第3四分位数から第1四分位数を引いた値として定義されます。**表7－2**では（第1四分位数－第3四分位数）という形で表現されていますが、要は第1四分位数と第3四分位数を用いて要約しているということです（IQRのみを記載するよりも第1・3四分位数を記載した方が情報が多いため、**表7－2**のように実際の論文ではこの表現はよく用いられます）。

表7－2　患者背景（要約）

Variable	Value
Age (years、median、IQR)	66.0 (52.5－76.0)
APACHE II score (median、IQR)	18.0 (12.5－21.5)
No. of patients with SIRS	38 (77.6%)
No. of survivors	36 (73.5%)

　さて、連続変数のデータの要約として「平均値と標準偏差」「中央値と第1・3四分位数」という表し方があることは分かっていただけたかと思います。ではこの二つはどのように使い分けたら良いのでしょうか？　ここからはその使い分けを見ていきましょう。**図7－1**を見てください。

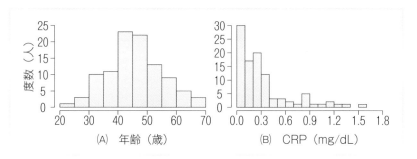

図７－１　100名の(A)年齢と(B)CRP のヒストグラム

図７－１はある研究のデータをもとに人工的に作成した100名分の(A)年齢と(B) CRP（C-反応性タンパク）のデータをヒストグラムで表したものです。

(A)は左右対称な釣鐘型の形状をしており、(B)は左右対称ではなく、右の方に裾の長い歪んだ形状をしています。下の**表７－３**は(A)、(B)それぞれのデータの平均値、標準偏差、中央値および（第１四分位数、第３四分位数）を表しています。

表７－３　図７－１の(A)と(B)のデータに対する要約統計量

	図７－１(A) 年齢（歳）	図７－１(B) CRP（mg/dL）
平均値	45.9	0.31
標準偏差	9.12	0.33
中央値	45.6	0.24
（第１四分位数、第３四分位数）	(40.1、51.9)	(0.09、0.35)

表７－３から、図７－１(A)の年齢のデータでは、平均値と中央値はほぼ同じ値を示していることが分かります。一方、図７－１(B)の CRP のデータでは、平均値と中央値はかなり異なる値を示しています。

P.112で述べたように平均値はデータの算術平均をとった値であり、中央値はデータを小さい順に並べ替えたときにちょうど真ん中にくる値

でした。したがって、図7－1(A)のようにデータの分布が左右対称な形状の場合には、平均値と中央値は同じような値をとることになります。

　しかし、図7－1(B)のように左右対称ではなく右に裾の長い分布形状の場合、数は少ないものの、他に比べてかなり高い値をとるデータが存在するため、算術平均により求められる平均値はそれらの高い値の影響をまともに受けることになります。

　一方中央値は、データの値そのものではなく、小さい順に並べ替えたときのちょうど真ん中、すなわち「順位」情報に基づいて求められるため、他に比べ非常に高い値をとるデータが存在していても、順位への影響はありません。図7－1(B)のCRPデータでは、約7割の人が0.3以下の値をとっているのに、平均値0.31を用いてこのデータを要約してしまうと違和感がありますね？

　これらのことは、ばらつきを表す指標である標準偏差や第1・3四分位数についても言えます。したがって、図7－1(A)のような左右対称な分布形状をしたデータの場合には、「平均値と標準偏差」もしくは「中央値と第1・3四分位数」のどちらを用いてもよく、図7－1(B)のような左右対称ではなく左右どちらかに裾の長い歪んだ形状の場合には、「中央値と第1・3四分位数」を用いた方が良いということになります。

　さて、上記の例で用いたヒストグラムというのは簡単に作成でき、また視覚的に非常に分かりやすいものです。データを要約するということは、そのデータを何かしらの代表値を用いて表現するということであり、データの特徴を適切に表す必要があります。

　したがって、ヒストグラムを作成することは、データを要約する上での大きな助けになるということが分かると思います。また、実はそれだけではなく、後述する統計解析手法の選択の際にも役に立ちます。

　この項目のはじめに「データ全体を眺めることが大切です」と述べましたが、その意味がお分かりになったかと思います。データ全体を眺め、その特徴を捉えることは、統計解析の第一歩となります。ここで説明したデータの見方、特徴の捉え方をぜひ実際のデータ解析の際にご活用ください。

5 統計解析手法

　ここからは二つのアウトカムの比較を行う際に、どのような統計解析手法を選んだら良いかを見ていきましょう。**図7−2**に統計解析手法選択のためのフローチャートを示しました。このフローチャートに沿っていけば、適切な解析手法にたどり着くようになっています。

　それではフローチャートについて一つずつ見ていきましょう。

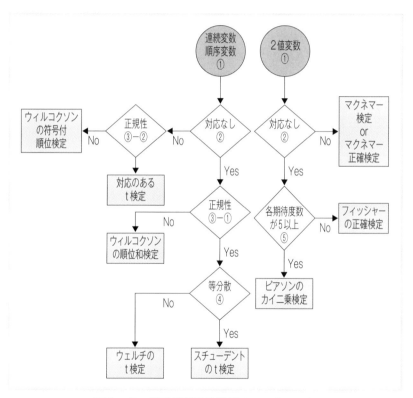

図7−2　統計解析手法選択フローチャート

① アウトカムの種類は何か？

まずはじめに「2(2)アウトカムの種類を知ろう」で述べた変数の種類によって分岐するため、関心のあるアウトカムの種類が「連続変数または順序尺度のカテゴリカル変数」なのか「2値変数」なのかを判断します。

ただしここでは順序尺度のカテゴリカル変数を連続変数とみなして解析することを意図しています。

② データには対応がないか？

「2(1)どのような比較に関心があるか」で述べたように、比較したいデータが「対応のあるデータ」なのか「対応のないデータ」なのかを判断します。

③ 正規分布であるか？

③-①では対応のない二つのアウトカムがそれぞれ正規分布に従うかどうかを判断します。③-②では対応のあるデータに対して、例えば介入前と介入後のデータがあったとき、「介入後-介入前」のような介入前後の差を表す変数を作ったとき、その変数が正規分布に従うかどうかを判断します。

さて「正規分布」という言葉が初めて出てきたので、正規分布について説明します。簡単に言いますと、平均値を中心に左右対称で、釣鐘型の形状をした分布です。図7-1(A)で出てきたヒストグラムがまさにその形状をしていました。

では正規分布であるかどうかをどう判断したら良いかという点についてですが、正規分布であるかどうかは統計手法を用いて検討することができます。しかし、気をつけなければならない点も多々あり、それゆえ容易に判断できるものではないため、ここではその方法はお勧めしません。

ではどうするのかですが、簡単な方法として、ヒストグラムを作成して、分布の形状が左右対称な釣鐘型をしているかどうかを確認したり、または各要約統計量などから判断します。

④　二つのアウトカムの分散は等しいか？

　比較したい二つのアウトカムのそれぞれの分散が等しいかどうかを判断します。そのためには、後述する統計手法（「等分散性の検定」）を用いて検討します。

⑤　すべての期待度数が5以上かどうか？

　詳細は後述のピアソンのカイ二乗検定で説明しますが、2×2分割表を作成したとき、各セルの期待度数がすべて5以上かどうかで判断します。

　このフローチャートで最終的にたどり着く統計解析手法は、いわゆる「検定」を指しています。すなわち、どのような状況のときにどの検定を行えば良いかの道筋を表しています。具体的な手法の説明の前に、まずは検定について簡単に説明します。

6　検定とは

　大雑把に説明すると、私達が知りたい命題（クエスチョン）を「仮説」という形で表現し、その仮説は正しいと言えるのかどうかを得られたデータから検討し、結論を導く方法です。

　具体的な例を用いて詳しく説明しましょう。

　クエスチョンとして、例えば「低心機能患者さんに対して、新規薬剤Aはこれまでの薬剤Bよりも心機能をより改善するのではないか？」という疑問が生まれたとします。そして、「心機能の改善効果」を「薬剤投与後の左室駆出率－薬剤投与前の左室駆出率」というアウトカムで評価するとします。このとき、このクエスチョンを検定という方法で検討するために、次の二つの仮説を設定します。

　一つは①「新規薬剤Aと薬剤Bでは心機能改善効果に差がない」、もう一つは②「新規薬剤Aは薬剤Bより心機能改善効果が大きい」です（統計学では①を帰無仮説、②を対立仮説と呼びます）。

さらに、この仮説を検定するための検定手法、すなわち統計解析手法をデータを得る前に定めておくことが重要です。そして、実際に実験を行いデータを得た後、あらかじめ定めておいた統計解析手法を用いて検定を行い、仮説が正しいと言えるかを判断します。もう少し正確に言いますと、①の帰無仮説を否定できるだけの根拠があり、それゆえ②の対立仮説が正しいと結論づけられるかを判断します。

　この「①の帰無仮説を否定できるだけの根拠」の指標として「p値」を用います。このp値は「①の帰無仮説が正しいとき、すなわち新規薬剤Aと薬剤Bには心機能改善効果に差がないことが正しいと考えたとき、今手元にあるデータ（またはもっと極端なデータ）が得られる確率」を表しています。したがって、p値がとても小さな値を示すということは、薬剤AとBの効果に差がないことが正しいとき、手元にあるようなデータが得られる確率はとても小さい（とても稀なことが起きた）ことを意味し、①の帰無仮説が正しいと考えるのではなく、②の対立仮説が正しいのではないかと考えます。

　ではp値がどれくらいの値より小さければそのような判断を下すかですが、それを次に述べるあらかじめ定めておく「有意水準」と比較し、その有意水準より小さなp値が得られたときに、②の対立仮説が正しいと判断します（これを「帰無仮説を棄却する」と言います）。このような一連の判定方式を検定と呼びます。

(1)　検定における誤り

　上述のように検定では確率を用いて評価をしているため、100％正しい判断を下すということは一般にはできません。したがって、本当に正しい仮説が帰無仮説・対立仮説のどちらなのかの判断を下すとき、二つの誤りを犯す可能性があります。

　一つは(A) 本当に正しいのは帰無仮説であるにもかかわらず、検定の結果、帰無仮説を棄却してしまう誤りであり、もう一つは(B) 本当に正しいのは対立仮説であるにもかかわらず、検定の結果、帰無仮説を棄却できない誤りです。前者(A)を第1種の誤り、後者(B)を第2種の誤りといい、「第1種の誤りを犯す確率」を「有意水準」と呼びます。また、「1

－第 2 種の誤りを犯す確率」は、本当に正しいのが対立仮説であるときに、検定の結果正しく帰無仮説を棄却する確率を表し、これを「検出力」と言います。

(2) 検定における結論の述べ方

検定では、上述のとおり 2 種類の誤りを犯す可能性があります。この 2 種類の誤りを犯す確率を同時にゼロにできる検定手法があれば良いのですが、通常はできません。この 2 種類の誤り確率はトレードオフの関係にあり、一方を小さくしようとすると、もう一方が必然的に大きくなってしまいます。

このような中で検定では、第 1 種の誤り確率がある一定の基準を超えないようにした上で、第 2 種の誤り確率をできる限り小さくするという方式がとられます。上記の第 1 種の誤り確率に対する一定の基準というのが、「有意水準 5 ％」や「有意水準 1 ％」といったものです。

さて、検定がこのような方式であることが分かると、検定の結果の結論の述べ方も見えてくると思います。

前述したように、検定の結果計算された p 値があらかじめ定めておいた有意水準を下回れば、それは帰無仮説を棄却するという判断を下しますが、その際にその結論が誤っている確率は、せいぜい有意水準くらいとなります。したがって、この場合は対立仮説が正しいと積極的に結論づけられます。

しかし、p 値が有意水準より大きな値であった場合、帰無仮説を棄却することはできません。このとき、第 2 種の誤りを犯している可能性があり、その確率は実は大きい可能性が十分にあります。

このようなことから、検定において帰無仮説を棄却できない場合には、「帰無仮説が正しい」と結論づけることは適切ではなく、「帰無仮説を棄却できるだけの根拠はなかった」といった結論の述べ方にならざるを得ません。このようにすっきりとしない表現になってしまうことで "統計アレルギー" になってしまった方もいるかもしれませんが、検定の考え方が分かると、確かにそれは仕方がないな、と理解していただけるかと

思います。

(3) パラメトリック検定とノンパラメトリック検定

　統計解析手法は色々な仮定のもとに成り立っているものが多く、それこそが解析手法を選ぶ際の分岐点となります。例えば、アウトカムが正規分布に従う、二つのアウトカムの分散が等しい、などです。

　とくに、アウトカムが従う分布を何かしら仮定した上で行う検定を「パラメトリック検定」と呼びます。これに対して、アウトカムが従う分布には仮定を置かないで行う検定を「ノンパラメトリック検定」と呼んでいます。

(4) 検定手法の説明

　ここから、**図7－2**のフローチャート内に出てくる各種検定手法について簡単に説明します。本書の目的から逸脱しないよう、ここではどのような仮定が必要か、どのような仮説に対して行う検定なのか、を中心に説明し、詳細な式などは割愛します。理論的な詳細を知りたい方は後述の各種参考書をご覧いただければと思います。

① 対応のある t 検定（Paired t test）

　介入前と介入後のような対応のあるデータに対して、介入前後のアウトカム（連続変数）の差（例えば、「介入後の値－介入前の値」）の平均値が0であるかどうかを調べるための検定手法です。すなわち、介入前後で変化があったかどうかを調べることになります。

　介入前後のアウトカムの差が正規分布に従うことを仮定します。

② ウィルコクソンの符号付順位検定（Wilcoxon's signed-rank test）

　対応のあるデータに対して、介入前後のアウトカム（連続変数）の差の中央値が0であるかどうかを調べるための検定手法です。対応のある t 検定同様、介入前後で変化があったかどうかを調べることになります。

　対応のある t 検定とは異なり、介入前後のアウトカムの差に正規分布を仮定する必要はありません（ノンパラメトリック検定）。ただし、介

入前後のアウトカムの差の分布は中央値を中心に左右対称であるという仮定は必要となります。

③　スチューデントの t 検定（Student's t test）

A群のアウトカムとB群のアウトカムといった対応のないデータに対して、各群のアウトカム（連続変数）の平均値に差があるかどうかを調べるための検定手法です。

それぞれの群におけるアウトカムが正規分布に従い、さらに各群のアウトカムの分散が等しい、という仮定が必要になります。

④　等分散性の検定

対応のないデータに対して、二つの群のアウトカムの分散が異なるかどうかを調べるための検定手法です。各群のアウトカムが正規分布に従うことを仮定します。

⑤　ウェルチの t 検定（Welch's t test）

対応のないデータに対して、アウトカム（連続変数）の平均値に差があるかどうかを調べるための検定手法です。

それぞれの群におけるアウトカムが正規分布に従うという仮定が必要です。ただし、スチューデントの t 検定とは異なり、各群の分散が等しいという仮定は必要ありません。

⑥　ウィルコクソンの順位和検定（Wilcoxon's rank sum test）

対応のないデータに対して、アウトカム（連続変数）の中央値が異なるかどうかを調べるための検定手法です。

それぞれの群におけるアウトカムの分布形状が同じである（中央値のような位置だけが異なる）という仮定が必要です。

⑦　マクネマー検定（McNemar test）とマクネマー正確検定（McNemar exact test）［二項検定］

表7－4のような対応のあるデータに対して、アウトカム（2値変数）

の割合に差があるかどうかを調べるための検定手法です。

例えば、各個人に対して二つの処置を施し、そのそれぞれに対して「反応あり」「反応なし」のようなデータを得たとき、二つの処置群間で「反応あり」の割合が異なるかどうかを調べたい場合や（表中の「＋」が「反応あり」に対応すると考えてください）、既存のスクリーニング検査法Aと新たなスクリーニング検査法Bによってそれぞれある疾患に罹患しているかどうかを診断するとき、本当にその疾患に罹患していることがわかった人達の中で、それぞれのスクリーニング検査法で当該疾患に罹患していると判断される割合（これを感度といいます）に違いがあるかどうかを調べる場合（例えば表中の「＋」が「陽性（疾患に罹患している）」に対応すると考えてください）などにこの検定手法を用いることができます。

ただし、**表7－4**におけるb＋cの度数が小さい場合にはマクネマー正確検定（二項検定）を用いた方が良いです。

表7－4　対応のある2値データの比較における集計表

処置A	処置B		合計
	＋	－	
＋	a	b	a＋b
－	c	d	c＋d
合計	a＋c	b＋d	a＋b＋c＋d

⑧　ピアソンのカイ二乗検定（Pearson's chi-squared test）とフィッシャーの正確検定（Fisher's exact test）

対応のないデータに対して、アウトカム（2値変数）の割合に差があるかどうかを調べるための検定手法です。

このようなデータは**表7－5**のようにまとめることができます。例えば、ある疾患に罹患している患者集団を、薬Aを投与するA群と薬Bを投与するB群にランダムに割り付け、患者さん1人1人に対して、薬に効果があれば「有効」、なければ「無効」と判定したとします（例えば

表中の「＋」が「有効」に対応すると考えてください）。このようにして得られた**表7－5**のようなデータに対してこの検定手法を用いることができます。

サンプルサイズ（**表7－4**での a＋b＋c＋d）が非常に多いときはピアソンのカイ二乗検定を用いれば良いのですが、次に示す計算で求められる各セルの期待度数がすべて5以上でなければ、逆に言えば各セルの期待度数のうち一つでも5未満のものがあれば、フィッシャーの正確検定を用いた方が良いです。下記で、例えば（A，＋）セルは群Aにおいてアウトカムが「＋」のセルを表しています。

（A，＋）*セル

$m_{11} = (a+c)(a+b)/(a+b+c+d)$

（B，＋）セル

$m_{21} = (a+c)(c+d)/(a+b+c+d)$

（A，－）セル

$m_{12} = (a+b) - m_{11}$

（B，－）セル

$m_{22} = (c+d) - m_{21}$

表7－5　対応のない2値データの比較における集計表

群	アウトカム		合計
	＋	－	
A	a	b	a＋b
B	c	d	c＋d
合計	a＋c	b＋d	a＋b＋c＋d

7　統計解析ソフトウェア

ここでは、統計解析ソフトウェアについて、有償のものと無償のものに分けていくつかご紹介します。ソフトウェアを用いることで、手計算をしなくても要約統計量を求めたり検定を行うことができます。

① SAS（有償）

銀行、保険、マーケティングなどさまざまな分野で用いられており、治験などの医薬品・医療機器開発分野においては標準的に用いられているソフトウェアです。簡単な解析から複雑な解析まで、非常に多くの統計解析を行うことができます。ただし、多少のプログラミングを必要とします。

② SPSS（有償）

もともとは社会科学の分野で開発・使用されてきましたが、現在では分野を問わず広く利用されているソフトウェアです。プログラミングをせずに、プルダウンメニューから手法を選択し、必要な項目をクリックしていくだけで統計解析を実行することができます。

③ R（無償）

統計計算を行うためのソフトウェアであり、完全に無料で利用できます。

「パッケージ」と呼ばれるものをインターネット経由でダウンロード・インストールし追加していくことで、さまざまな統計解析を実行することができるようになります。

ただし、多少のプログラミングを必要とします。しかし、プログラミングが苦手な方のために、「Rcmdr」（Rコマンダー）というパッケージをインストールすることで、プルダウンメニューからの選択など、クリック操作だけで統計解析を実行することもできます。

さらに、自治医科大学附属さいたま医療センターの神田善伸先生が作成された「EZR」（Easy R）をRコマンダーにプラグインすることで、医療統計でよく使われる解析手法を簡単に実行できるようになります。EZRは下記URLにて公開されています：

http://www.jichi.ac.jp/saitama-sct/SaitamaHP.files/statmed.html

もちろん上記に挙げたもの以外にもたくさんの統計解析ソフトウェアがあります。しかし、どのソフトウェアを用いるにしても、やみくもに

データを入れて解析を実行するのではなく、適用しようとしている解析手法が適切かどうかをきちんと見極めた上で、あくまで「数値計算」を手計算の代わりに行ってくれるもの、という立場で利用してもらえたらと思います。

8　おわりに

　本章では、これから臨床研究を始めようとする方向けに、高いハードルと思われがちな「統計解析」についてなるべく分かりやすくを念頭に解説しました。その分省略せざるを得なかった部分や、理論的な説明が足りない部分もあります。もう少し詳しく統計学について学びたいと思った方にはもの足りないものだったかもしれません。そのような方のために、著者が個人的におすすめする書籍をいくつかご紹介します。

・「今日から使える医療統計」著者：新谷歩（医学書院）
　医療統計でよく出てくる統計手法や関連事項について、数式を使わずに分かりやすく解説しています。

・「医学・薬学・健康の統計学　理論の実用に向けて」著者：吉村功・大森崇・寒水孝司（サイエンティスト社）
　データ解析を行う人にはある程度の統計学の理論を学んでほしいとのコンセプトのもと、統計学の基礎からよく用いられる解析手法の理論まで幅広く学ぶことができます。

・「Rによる統計解析ハンドブック　第2版」著者：Brian S. Everitt・Torsten Hothorn、訳者：大門貴志・吉川俊博・手良向聡（メディカル・パブリケーションズ）
　さまざまな統計解析手法について、統計解析ソフトウェアRを用いてどのように実行するかを、手法の説明とともに解説しています。

Q&A

Q 1：対応のないデータの比較の際に、正規性があるときにも Wilcoxon の順位和検定は使ってもよいのでしょうか？

A 1：正規性があっても、Wilcoxn の順位和検定は使うことができます。ただし、正規性のある場合に Wilcoxon の順位和検定を用いると検出力（1 − 第2種の誤り確率）が低くなる（有意差が出づらい）ことが知られています。したがって、正規性が仮定できる場合にはスチューデントの t 検定を用いた方が検出力が高く、またサンプルサイズ設計の際には必要症例数がより少なくて済みます。

Q 2：実際の臨床研究のデータ解析に、無償のソフトウェアを使用してもよいのでしょうか？

A 2：信頼性や使用実績のあるソフトウェアであれば、無償のものでも全く問題ないと考えられます。例えば、本文中で紹介した統計解析ソフトウェア R（EZR 含む）などは医学系一流雑誌の論文でも使用されています。ただし、それら無償のソフトウェアの使用に関しては、もちろん自己責任での使用となります。その点は理解された上で、使用していただければ問題ないと考えます。

参考文献

[1] Hirose, T., Hamaguchi, S., Matsumoto, N., Irisawa, T., Seki, M., Tasaki, O., Hosotsubo, H., Yamamoto, K., Akeda, Y., Oishi, K., Tomono, K. and Shimazu,T. (2014)：Presence of neutrophil extracellular traps and citrullinated histoneH3 in the bloodstream of critically ill patients. PLoS One, (9)11：e111755.

第 **8** 章

学会発表しよう

ポイント

- 演題登録から学会発表に至るまでの過程を理解する。
- タイトルは人を引き付ける重要な要素なので、研究内容や特徴が反映されるように作成する。
- 要旨は簡潔にまとめなければならず、かつそれを読んだだけで概要を理解できるようにしなければならない。
- 学会発表の形式には、口頭発表やポスター発表などがある。それぞれの特徴を活かして効果的に発表する。

1 学会発表について

　これまで第1章から第7章では、研究の立案から分析に至る一連の過程を取り上げてきました。研究から得られた成果は独り占めするのではなく、広く社会に還元し、医療の進歩や問題解決に役立てなければなりません。これらが医学・医療の発展につながります。そこで、本章では得られた結果を学会で発表するためのポイントを説明します。

　学会発表では多くの専門家に対して研究結果を公表することになります。質問や意見を受け、有用なアドバイスが得られることもあります。また、論文の場合は掲載されるまでに時間がかかりますが、学会発表には研究結果をいち早く公表できるというメリットもあります。

　発表形式はポスター発表と口頭発表が一般的ですが、学会によっては

クリニカルパス展示（日本クリニカルパス学会）やハイパーデモ（医療情報学連合大会）など、その分野ならではの形式もあります。本章ではポスター発表と口頭発表について取り上げます。

2 資料を作成する前に確認すること

発表資料（スライド、ポスターなど）を作成する前に、これまで実施してきた研究を整理しましょう。研究方法は計画書にまとめられているので、記載されているとおりに進められたか確認してください。特に対象基準と除外基準は守られているか、介入方法はプロトコールどおり行われたかなど、研究結果に影響を及ぼす事項は慎重にチェックしてください。

また、同意を漏れなく取得しているか、得られたデータや患者情報は適切に保管されているか、といった管理上の扱いについても再度確認してください。さらに入力ミスはないか、表計算ソフトの操作に誤りはないか、解析方法は適切か、といったデータの扱いも重要です。適切にデータが収集されていたとしても、処理が誤っていると事実とは異なる結果になってしまうことがあります。演題登録する前にこれらのことを整理して、発表できる段階かどうか確認してください。

3 発表する学会を決める

学会は専門領域ごとにあり、なかには同じ領域に複数の学会が存在することもあります。これから発表するにはどの学会が適しているか選んでください。ホームページや要旨集などを確認し、これまでに発表された演題を参考にしてください。

4 演題を登録する

演題の申し込み方法として、最近ではインターネット登録が主流になってきました。申し込む際には、申し込み方法や締切日、発表形式、

要旨の作成方法などを確認してください。また、多くの学会では筆頭発表者が会員でなければなりませんが、なかには連名者全員が会員でなければならない学会もあります。これらのことは募集要項に記載されているので、よく確認してください。なお、連名者全員から承諾を得ることを忘れないでください。

　演題登録では演者の氏名や所属などを登録しますが、当然ながらタイトルも決めなければなりません。また、多くの学会では、この段階で要旨の提出を求めてきます。

(1)　タイトルを付ける

　学会が大きくなればなるほど、同じ時間帯にいくつもの演題が重なります。参加者は要旨集を参考に、あらかじめ興味ある演題を確認することになります。そのようなとき、多くの方が最初に目にするのは、研究のタイトルです。タイトルは興味を持ってもらう足がかりとして、とても重要です。

　タイトルは限られた文字数で研究内容を表現しなければなりません。うまくまとまらないときは、研究のキーワードをいくつか思い浮かべてください。そして、それらを並び替えてタイトルにしてみてください。キーワードが多い場合、サブタイトルを付けるとまとまりやすいこともあります（**図8－1**）。

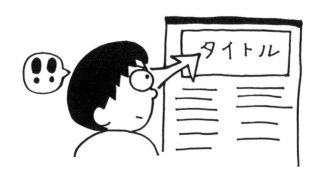

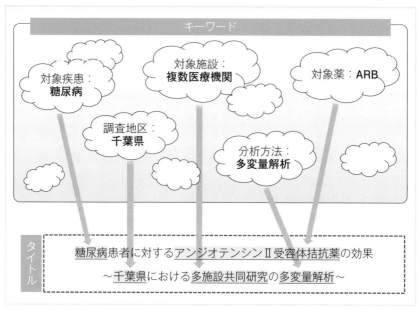

図8－1　タイトルの組み立て例

(2) 要旨の記載方法

　参加者が発表内容を事前にチェックしたり、後にどのような研究だったのか確認することがあります。要旨はこれらのことに対応できるよう作成しなければなりません。ただ、文字数は少なく設定されているので、詳細なことは記載できません。研究概要が把握できる最低限のことを記載してください。実験的な研究では目的（あるいは諸言）、方法、結果、考察の順で記載するのが一般的です。学会によっては別に「結論」という項目を設けることもあります。症例報告やレビューでは別に規定することもありますが、本章では計画された研究として話を進めていきます。各項目に記載する内容は以下のとおりです。

　① **目的**：研究を実施した目的を述べます。
　② **方法**：データを得るための研究方法を記載しますが、詳細な設定
　　　　　　　などは記載できないかもしれません。
　　　　　　　研究を実施する際の主な事項、必要最低限のことを記載し

てください。

（例）・どのような方法でデータを取ったのか。

　　　・対象者をどのような基準で選定したのか。

　　　・倫理審査について承認を受けたのであれば明記する。

③　**結果**：方法で得られた結果のみを記載します。結果に関する解釈や考えは考察で述べてください。

④　**考察**：得られたデータから何が言えるのか、何が問題なのかなど、結果から分かったことを述べてください。

　　　表8－1[1)]は薬局で睡眠薬の実態調査をしたときの要旨です。

　　　要旨は文字数が少なく設定されているので、この要旨のように「結果」と「考察」をまとめることで、簡潔に説明できることがあります。

表8－1　要旨の例

【目的】　……近年ではアドヒアランスが与える影響について指摘されている。そこで、本報告では薬局における睡眠薬使用の実態を服薬指導により把握し、アドヒアランス向上に向けた方策を検討した。	研究した経緯と目的を簡潔に述べます。
【方法】　睡眠薬を定期的に処方されている患者を対象に、薬局にて服薬状況に関する実態を調査した。……フォーマットを独自に作成し、服薬指導時に聞き取ることとした。……	研究方法の主な事項を記載します。この研究では、独自のフォーマットを作成し、薬局で睡眠薬の使用を調査しています。
【結果・考察】　対象患者50例の年齢は68.5±14.2歳（Mean±S.D）であり、そのうち睡眠薬を毎日服用する患者は41例（82.0%）…… 　服用薬はゾルピデム酒石酸塩26例、エスタゾラム10例、ブロチゾラム8例などであり、それぞれ効果発現までに41.4±37.7分、…… 　また、5例（10.0%）で起床時の「ふらつき」が認められており、これら患者に対しては……	主な結果を記載します。
本報告では睡眠薬治療における有効性・安全性確保のため……効果的な服薬管理の実施とアドヒアランスの向上のためには、患者や対象薬ごとに本フォーマットを修正し、医薬品適正使用に役立てることが望まれる。	文字数に余裕があれば、今後の方策を記載します。

5 発表形式

　要旨では目的・方法・結果・考察をまとめました。学会ではこの順で発表することになりますが、内容はもっと具体的でなければなりません。また、ポスター発表と口頭発表では、作成する資料（スライド、ポスターなど）が異なります。

(1)　ポスター発表

　ポスター発表とは、研究目的から考察までをポスターとして作成し、一定期間（多くは1〜2日間）掲示します。また、指定された時間にポスターの前に立ち、参加者からの質問に対応します。学会によっては3〜5分程度の示説時間を設けることもあります。ポスター発表のメリットは多くの参加者に見ていただき、さまざまな意見が聞けることです（**図8−2、図8−3**）。

　それでは、ポスターはどのように作成すれば良いのでしょうか？　基本的にはポスターを見ただけで、ある程度の研究内容が理解できるよう

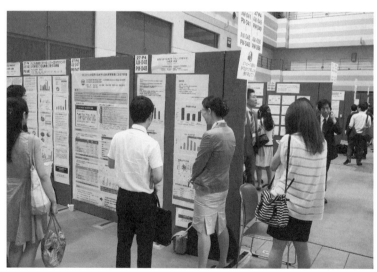

図8−2　ポスター発表の様子1

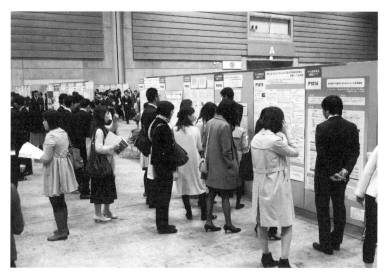

図 8 − 3 ポスター発表の様子 2

にします。それを見た参加者に疑問点があるならば、立ち合い時間に質問を受け付けます。参加者はポスターを立って見るので、文字数や図表が多くならないように工夫してください。

馴れないうちは、**表 8 − 2** を参考にして作成してみてください。まず、整理したデータから図表を作成します（Step 1〜2）。これをすることで、頭の中で全体像がまとまってきます。次に研究計画書や図表を基にして、ポスターの原稿を作成します（Step 3）。ここでは文字数を気にしないで、重要なこと、伝えたいことを漏れなく記載してください。そしてレイアウトを考えながら、これまで作成した本文や図表を配置します（Step 4）。この段階で全体的なバランスを考え、文字数も調整してください。

参加者を引き付けるには、デザインも重要です。ただし、学会発表で一番大切なことは、研究内容を適切に伝えることです。「美」よりも「研究内容」が優先されることを忘れないでください。

なお、ポスターを貼るパネルの面積は、年会によって異なります。募集要項で必ず確認してください。

表8－2　ポスターの計画的な作成

Step 1 ：データの整理
Step 2 ：図表の作成
Step 3 ：**本文（目的から考察）の作成**
　　　　　※方法→結果→目的→考察の順に考えると、
　　　　　　整理しやすくなります。
Step 4 ：**レイアウトの設計**
　　　　　・パネルの面積を確認する
　　　　　・本文と図表の配置を決める
　　　　　・文字数を調整する
　　　　　・フォントの大きさを決める
　　　　　・色やデザインを決める

・ポスターの用紙は？

　ポスター発表の会場を歩いていると、研究内容もさることながら、いろいろなデザインのポスターを目にします。よく見てみると、ポスターの作成方法は大きく二つに分けられることに気づきます。一つはＡ４やＡ３の用紙に自分でプリントアウトする方法です。この方法だと、発表前日の深夜に急いでプリントアウトすることもできます（**図8－4**）[1]。

　もう一つの方法は、一枚の大きな紙に印刷する方法です。これだとインパクトがあり、参加者を引き付けられるかもしれません（**図8－5**）[2]。ただ、この方法だと業者に印刷を依頼することになるので、1〜2週間前にはポスターを完成させなければなりません。また、経費もかかってきます。

　どちらを選択するかは、よく考えてください。

薬局における睡眠薬使用の実態調査とアドヒアランス向上に向けた方策

○飯嶋久志[1]、宇野弘展[1]、青木伸江[2]、秋吉恵蔵[1]、石野良和[1]
1 社団法人千葉県薬剤師会、2 有限責任中間法人習志野市薬剤師会

【目的】
　平成20年度調剤報酬改定において、向精神薬の投与上限が変更された。これにより患者の利便性は向上したが、同時に薬剤師はさらなる服薬管理に努める必要がある。
　一方、治療成績の向上にコンプライアンスの厳守は不可欠であるが、近年ではアドヒアランスが与える影響について指摘されている。
　そこで、薬局において睡眠薬使用の実態を把握し、アドヒアランス向上に向けた方策を検討した。

【方法】
1. 調査
　睡眠薬が定期的に処方されている患者を対象に、薬局にて服薬状況等を聞き取り調査した。調査項目は睡眠薬の名称と用量、併用薬、服用頻度、効果発現時間等とし、フォーマットを独自に作成した（表1）。
　フォーマットに従い調査した服用時間と就寝時間の差を効果発現時間とした。
　また、入手した患者情報は薬剤服用歴に反映し、患者指導に活用した。

2. 解析
　服薬インタビューにて得られた効果・副作用等について、併用薬・飲酒・薬物動態等との関係を検討した。薬物動態パラメータ（T_{max}、$T_{1/2}$）は医療用医薬品添付文書の値を利用した。
　なお、本調査は社団法人千葉県薬剤師会学術倫理専門調査会の承認を得た。

【結果】
✓ 本調査は3件の薬局で実施し、同意の得られた患者は68名、年齢は68.4±13.4歳（Mean±SD）であった。
✓ 服用薬剤はZolpidem 30名、Brotizolam 17名、Estazolam 10名、Triazolam 3名、Nitrazepam 3名、Flunitrazepam 2名、Zopiclone 1名、Rilmazafone 1名などで、n が10名以上のZolpidem、Brotizolam、Estazolam を分析の対象とした。

✓ 分析対象薬剤服用者の年齢は、Zolpidem 73.8±8.2歳、Brotizolam 65.5±14.2歳、Estazolam 74.9±8.5歳であった。
✓ 薬剤を服用してから睡眠効果発現までには、Estazolam 57.0±35.9 min、Zolpidem 41.2±36.7 min、Brotizolam 29.7±23.3min を要した。
✓ T_{max}値で最も大きい値を示したEstazolamが効果発現に最も時間を要した。しかし、Brotizolam（T_{max} 1.5hr）よりもZolpidem（同 0.72±0.42-hr）の方が効果発現に時間を要した（図1）。

✓ $T_{1/2}$の最も長い Estazolam（$T_{1/2}$ 24hr）で"ふらつき"の報告はなく、Estazolam よりも $T_{1/2}$ が短い Brotizolam（同 7hr）で 11.8%（2/17）、Zolpidem（同 2.15±0.25hr）では 16.7%（5/30）、認められた（図2）。

表2　睡眠薬服用者における服用薬剤別副作用発現頻度

図1. 睡眠薬の効果発現時間と T_{max}

表1 睡眠薬調査フォーマット

図2. 睡眠薬における"ふらつき"の発現と $T_{1/2}$

【考察】
✓ 効果発現までの時間と T_{max} を比較したところ、Brotizolam の T_{max} は Zolpidem よりも長いが、効果発現までの時間は Zolpidem の方が時間を要した。本調査において Zolpidem 服用者の 20.0%（6/30）は精神神経薬を併用していることから、併用薬の作用により睡眠効果が強く現れたと考えられる。"ふらつき"の調査でも同様の傾向が認められている。$T_{1/2}$ の最も長い Estazolam では"ふらつき"が報告されていないにも関わらず、$T_{1/2}$ の最も短い Zolpidem で"ふらつき"が 16.7%（5/30）報告されて

いる。睡眠薬の作用は中枢神経系薬の影響を受けやすいことから、処方内容の再検討が必要になると考えられる。また、睡眠薬以外の中枢神経系を併用している患者に対しては、睡眠薬服用の意味を理解していただき、不必要な睡眠薬使用を避けるよう指導する必要がある。
✓ 本調査におけるアルコール摂取者は、20.6%（14/68）に認められた。飲酒は中枢神経系と同様に、中枢神経系に作用することを患者へ説明に、患者の理解のもとで、適切な服薬指導が遂行されることが重要である。

✓ 睡眠薬使用の目的と作用を服用者へ説明し、理解を高めた上で適切な服薬指導が有効になることを、薬剤師が認識する必要がある。

【謝辞】
　本調査にご協力いただきました、患者様へ深く感謝致します。

図8－4　自分でプリントアウトするポスター

臨床論文に基づく小柴胡湯の客観的評価
Objective Evaluation of Shosaiko-to on Clinical Literature

飯嶋久志、大澄朋香
社団法人千葉県薬剤師会 薬事情報センター

目的

漢方医学は証により治療方針が決定されるが、漢方薬をより適切に使用し、現代医療の中で広めるには、西洋医学的なアプローチも必要となる。そこで、漢方薬の有効性を客観的に評価し、さらに症例報告から証と副作用の関係を検討した。

方法

1. メタアナリシス

PubMed、The Cochrane Library、医学中央雑誌の二次情報から表1の検索語句でRCT論文を抽出し、各研究から小柴胡湯の肝疾患に対する作用（肝細胞癌発生抑制作用、B型肝炎ウイルス抗原陰性化作用、肝機能改善作用）を評価した。

各研究は信頼区間を95%（95%CI）としてMantel-Haenszel methodで統合し、均質性は有意水準を0.05として解析した。

2. 症例分析

表1の条件で検索された副作用症例報告から、証、副作用発現期間、リンパ球刺激試験（DLST）等を抽出し、副作用との関係を分析した。

表1. 臨床論文の検索

データベース	検索語句
PubMed	("shosaiko-to"[Substance Name] OR "shosaiko-to"[All Fields] OR "xiao chai hu tang"[All Fields]) AND Clinical Trial[ptyp]
The Cochrane Library	"shosaiko to" OR "xiao chai hu tang"
医学中央雑誌	小柴胡湯/TH or 小柴胡湯/AL

結果

小柴胡湯に関する原著論文はPubMed 102報、The Cochrane Library 0報、医学中央雑誌953報、そのうちRCTは24報であった。抽出されたRCTのうち、肝細胞癌発生抑制作用 2報、B型肝炎ウイルス抗原陰性化作用 4報、肝機能改善作用 4報をメタアナリシスの対象とした。

また、症例報告は243報検索され、そのうち副作用に関する56報（69症例）を症例分析の対象とした。

1. メタアナリシス

95%CIで各研究を統合したところ、B型肝炎ウイルス抗原減少作用（OR 0.53、95%CI 0.30-0.92、p=0.04）、肝機能改善作用（OR 0.66、95%CI 0.46-0.95、p=0.03）で効果が認められた（図1）。しかし、肝細胞癌発生抑制作用についてはp=0.08と統計的有意差が認められなかった。

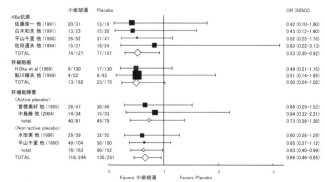

図1. 小柴胡湯のメタアナリシス

2. 症例分析

副作用症例報告を分析したところ、論文から患者の証が判断できたのは13例（18.8%, 小柴胡湯証 3例、非小柴胡湯証 10例）であり、その他56例については証が判断できなかった。

報告のうち肺炎に関するものは39例と最も多く、DLST実施患者の71.9%が陽性であった。また、小柴胡湯以外の患者の77.8%は、投与中止により副作用が消失しなかった。なお、全症例のうち小柴胡湯証3例については、全症例で投与中止により改善が認められた。

表2. 症例報告の概要

	肺炎	全報告
n	39	69
年齢（歳）(Mean±S.D.)	60.7±15.6	56.9±18.6
副作用発現まで（週）(Median)	4.6	7.1
DLST ＋／－	23/9 (71.9%)	29/13 (69.0%)
その他試験#	6/5 (54.5%)	16/6 (72.7%)
i . 小柴胡湯証	1 (2.6%)	3 (4.3%)
ii . 非小柴胡湯証	5 (12.8%)	10 (14.5%)
iii . 証不明	33 (84.6%)	56 (81.2%)
ii＋iiiのDLST陽性率	71.9%	68.3%
ii＋iiiの試験陽性率	78.8%	82.0%
漢方概念の記載	5 (12.8%)	8 (11.6%)

その他試験：チャレンジテスト、パッチテスト、負荷試験
＊ 証の判定：傷寒論による

表3. 投与中止時の状態

	肺炎		全症例	
改善	8	22.2%	27	43.5%
副作用不変	7	19.4% 77.8%	10	16.1% 56.5%
悪化	21 (死亡6)	58.3%	25 (死亡7)	40.3%
計	36	100.0%	62	100.0%

考察

・メタアナリシスでは、95%CIでB型肝炎ウイルス抗原減少作用、肝機能改善作用が統計的に効果が認められた。肝細胞癌発生抑制作用については十分な効果が証明されなかったが、90%CIではOR 0.50、90%CI 0.27-0.91と効果が認められた。この理由としてはサンプルサイズの不足が考えられた。

・小柴胡湯以外の副作用では、全症例の56.5%で、肺炎では77.8%の症例が投与を中止しても改善されなかった。誤った証は予後をも左右することが考えられる。

図8－5　1枚のポスター

(2)　口頭発表

　口頭発表とは、文字どおり口頭で発表することです。発表内容は言葉で伝え、それを補助する材料として視覚的要素（スライド）を使用します。プレゼンテーションソフトとしては、パワーポイントを使用する学会が多いようです。また、発表時間（約8～10分）と質疑応答時間（約2～3分）が定められており、この時間内に終了しなければなりません。

・スライドの作成

　口頭発表では言葉による説明が主役なので、脇役（スライド）は主役を邪魔してはいけません。スライドは視覚的に訴えるように工夫してください。例えば、文字はできるだけ少なくし、シンプルにします。ポスター発表のときよりも、もっと少ない文字数にした方が良いでしょう。

　また、図表を使用して、複雑なデータをシンプルに表現してください。発表内容はポスター発表と同じだとしても、道具（スライドあるいはポスター）が異なるので、おのずと作成方法も変わってきます。口頭発表で使用するスライドを見ただけでは、内容が十分に伝わらないかもしれません。スライドに言葉を加えることで、伝えたいことが適切に伝わるようにします。

　スライドを作成する際には、**表8－3**を参考にしてください。

表8－3　効果的なスライドの作成

視覚的に訴えるようにする。
○フォント
　・一定の基準でフォントを統一する。
　　（例）タイトルは○ポイントで赤、説明は△ポイントで黒など
　・ゴシック体を使用する。※明朝は遠くから見え難いことがある。
○デザイン
　・スライド全体を通して、色調やデザインを統一する。
　　ただし、フォントと背景が同系統の色調だと見難いことがあるので注意する。
○グラフ
　・グラフは文字が小さくなる傾向があるので注意する。
　・折れ線グラフでは線が細すぎると、実際に映写したときに見え難いことがあるので注意する。

6 学会発表をする前に練習する

　発表に馴れていない方は、職場のスタッフなどを前に模擬発表してください。うまく言葉が出てこないようであれば、発表原稿を作成しても良いでしょう。さらに質問を受けることで、自分の考えがまとまることもあります。また、時間内に発表できるかどうかも確認してください。

Q&A

Q1：学会で口頭発表するとき、原稿を用意した方がいいでしょうか？

A1：口頭発表のときは、間違ったことを言わないか、言い忘れがないかなど心配になります。これを避ける一番確実な方法は、発表内容を文章にすることです。しかし、人前で原稿を読みながら発表しても、ちょっと目を離すと、どこを読んでいたのか分からなくなることもあります。そこで発表内容のポイントを箇条書きにするなど、工夫したらどうでしょうか。自分に合った原稿作りを模索してみてください。

　馴れるまでは原稿を読みながら発表するのもいいと思います。ただ、口頭発表では重要なところにアクセントを付けたり、聞いている方々の反応を見ながら説明することで、より理解を深めてもらえます。原稿がなくても発表できる余裕ができたら、これらのことに注意して発表してみてください。そのためには発表内容を自分のものにしなければなりません。まずは研究を理解し、何が重要なのか、何を伝えたいのか、自分の中で整理してください。

Q2：近年は学会発表で利益相反の開示が求められますが、要するにどういうことでしょうか？

A2：研究者は得られた結果を集計・解析し、そこから何がいえるのか客観的に証明しなければなりません。これは人類の貴重な財産となります。一方、研究者が企業から講演料や原稿料をもらうことがあります。これは個人の利益です。もし、この企業がその研究者の研

究に深く関係し、研究結果によっては企業のプロモーション活動にも大きな影響を与えるとします。このような状態では、研究者の責務と個人の利益とが衝突します。これを利益相反といいます。

　しかし、利益相反は悪いことではありません。もし、利益相反自体を禁止してしまうと、多くの臨床研究が行えなくなる事態も考えられます。重要な点は、利益相反によって誤解を招かないようにする、誤った方向に進まないようにすることです。

　例えば、研究者のうちの一人に利益相反のある者がいるとします。その場合は、その研究者はデータ集計・解析に関与しない。もし関与せざるを得ない状況であれば、複数の研究者で確認しながら対応するなど、研究結果を誤解されることのないよう研究計画段階で対応策を検討してください。

　また、学会発表における利益相反の開示は、透明性の確保が目的です。これにより、第三者はその研究が誤った方向に行っていないか、注意深く確認することができます。発表者自身も研究者としての責務を再認識することになります。なお、利益相反の金額、受領者などの規定は学会によって異なることがあります。もし利益相反があっても、規定金額に達していなければ開示義務はありません。このような理由から、「開示すべき利益相反はありません」という表現の仕方になっています。

参考文献

1) 飯嶋久志, 宇野弘展, 青木伸江, 秋吉恵蔵, 石野良和. (2008).「薬局における睡眠薬使用の実態調査とアドヒアランス向上に向けた方策」. 日本社会薬学会　第27年会.

2) 飯嶋久志, 大澄朋香. (2009).「臨床論文に基づく小柴胡湯の客観的評価」. 第42回日本薬剤師会学術大会.

第 9 章

論文を投稿しよう

ポイント

- 論文を執筆してから投稿・受理に至るまでの過程を理解する。
- 投稿規程は論文を執筆する前に必ず確認する。
- 各項目に記載すべき事項を理解し、適切に論文が執筆できるようにする。
- 根拠を示すため、的確な文献を引用する。

1 研究成果を論文として残す

　学会発表では参加者からいろいろな意見や質問を受け付けました。ここまでくると、あなたはこの研究についてかなり詳しくなっているのではないでしょうか。もしかしたら、あなたしか知らない事実がこの研究のなかに潜んでいるかもしれません。

　そこで、エビデンスとして構築するため、この研究成果を論文として残しましょう。確かに学会発表でも公表はしていますが、詳細な研究方法や患者背景、得られたデータの性質など、エビデンスとしては不十分です。また、論文はデータベースで検索できますが、学会発表については十分に整備されていません。そのため、研究成果を論文として公表し、社会の知的財産として構築することが重要です。

2 　論文投稿から掲載までの流れ

　学会誌に論文が掲載されるためには、論文を投稿しなければ始まりません。ただし、投稿さえすれば掲載されるというものでもありません。通常、学会誌に投稿された論文は、複数（多くは 2 〜 3 名）のレフェリーにより審査されます。ここで何も問題がなければ受理されるのですが、問題があるとレフェリーからコメントが返信されてきます。このコメントに基づいて論文を修正しなければなりません。しかし、修正すれば必ず受理されるわけではなく、問題が解決されないときにはリジェクトされることもあります。

　審査を通過して受理されると、掲載の手続きに移ります。具体的な手続きは学会により異なりますが、電子データの提出を求められたり、著作権に関する書類を提出することもあります。論文が掲載されたら、掲載料が請求されることもお忘れなく。詳細は学会の指示に従ってください。

3 　投稿する雑誌を決める

　世界中には多くの学術誌が存在しますが、それぞれ扱う領域があります。領域は広い意味で医学を対象にする医学総合誌（JAMA、THE LANCET など）もあれば、特定領域を対象にするジャーナルもあります。後者には「日本外科学会雑誌」や「日本眼科学会雑誌」のような診療科を基準にする雑誌、「医療情報学」や「日本クリニカルパス学会誌」といった特定分野の雑誌があります。的外れな投稿をしないように、よく考えて投稿してください。異なる分野に投稿してしまうと、レフェリーから「他誌への投稿を勧める」と返信されることがあります。また、雑誌には難易度がありますので、領域とあわせて検討してください。

　また、論文には原著論文や症例報告など、いくつかの種類があります。詳しくは第 2 章をご覧ください。

4　投稿規程を確認する

　投稿先が決まったら、投稿規程を確認してください。投稿規程には執筆する際に厳守すべきことが記載されています。特に次のことは、論文を書き始める前に確認してください。

・投稿資格

　多くの学会では筆頭著者が会員でなければなりませんが、連名者全員にも会員資格を求める場合があります。

・論文の種類

　論文種別（原著、ノート、総説など）によって、執筆形式や文字数が異なることがあります。

・言語

　日本語しか対応していない、あるいは英文しか受け付けない学会誌があります。

・事前に準備できるもの

　投稿時に倫理審査委員会の承認番号などが必要であれば、事前に準備してください。

　なお、投稿規程は雑誌ごとで異なりますが、医学雑誌編集者国際委員会（ICMJE：International Committee of Medical Journal Editors）では統一投稿規定[1]、[2]を作成しています。この規定は生物医学雑誌の国際的な統一投稿規定として位置づけられており、多重出版や余剰出版などの重要なことについても取り上げています。一度は確認するようにしましょう。

5　論文の執筆

　学会発表では目的、方法、結果、考察を発表しました。ある程度はまとまっているはずなので、論文では各項目をより詳しく説明し、必要に応じて引用文献で補足することになります。

　医療系の論文は、医療従事者が業務の合間に読むことが多いものです。

よって、論文は分かりやすい言語で的確に述べなければなりません。専門用語は学会等から発行されている用語集などを確認し、正式名称を使用してください。略号は初出するところに正式名称を明記しますが、一般的な略号は省略できる雑誌もあります。また、必要以上に長い論文は好まれません。論文で重要なのはボリュームではなく、研究内容を適切に伝えることだということを心がけてください。

各項目で述べること、注意することは次のとおりです。どの項目から手を付けなければいけないという決まりはありませんが、(2)方法→(3)結果→(1)目的→(4)考察の順で作成すると、項目間の整合性が取りやすくなります。

(1)　目的

研究の意義を説明します。しかし、ただ必要性を述べるだけでは説得力がありませんので、現状や問題点を示し、それを解決するために研究が必要だということを述べてください。その際、できるだけ引用文献を付けてください。根拠をもって研究の必要性を示し、読んだ人がその事実を確認できるようにしておくことが大切です。なお、必要な文献を探す方法は、第2章を再度確認してください。

具体的な内容は研究によって異なりますが、次のようにストーリーを組み立てると理解しやすくなります。

① 　研究領域の現状と背景
② 　問題の明確化

現状ではどのようなことが問題になっているのか解説します。

③ 　関連研究の報告

問題点について、現時点ではどのような状況か示します。

④ 　問題解決の方策

問題を解決するには何が必要か説明します。

⑤ 　どのような研究を行うのか

問題解決のために行う研究の概要を述べます。具体的には「方法」で取り上げるので、ここではあくまでも手短に概要を説明してください。

　実際の論文を例にして、作成の留意事項を見ていきましょう。**表9－1**は医療情報システムの開発と評価に関する論文[3]です。

　「諸言」では、まず職種間の連携で報告書が統一されていないということ、地域医療連携パスが進められていることを述べています。しかし、地域医療連携パスを作成する際には、いくつかの問題が存在します。これによって、円滑な地域医療連携について取り組まれているものの、いくつかの問題があることが理解できます。

　そして、解決するためのシステム開発、これまでの関連研究について説明します。これらを踏まえた上で、何を研究するのか明確にします。ストーリーを進める上で重要なことは、一つ一つの根拠を引用文献で示すことです。

表9－1　論文の例

諸言

　……円滑な在宅医療には施設や職種間における情報共有が不可欠であることから……しかし、報告書の記載様式は統一されておらず、施設により偏りが生じている状況である。

　一方、千葉県共用脳卒中地域医療連携パスでは地域レベルにおける情報共有が進められており……異なる施設の薬剤師が作成することから、情報の質と量が不均等になる恐れがある。……同じ処方せんを調剤したとしても、賦形や粉砕方法などの相違により、服用方法や外観が異なることがある[1]。……紙によるクリニカル・パスの運用では、集積・保存の手間や解読不能の悪筆などが指摘されていることから[2]、運用上のさらなる改善が求められている。

> 研究領域の現状や背景を述べ、何が問題になっているのか説明します。

　そこで、円滑な多職種連携を推進するため、質的に安定した情報文書を短時間で作成するシステムの開発を試みた。……レセプトコンピュータを利用した携帯電話への情報提供システムを開発し、情報提供の効率化が認められた[3]。ホストコンピュータと連動したシステムの創生はこれまでも報告されており[4-6]、本研究ではこの原理を応用し、レセプトコンピュータおよび電子薬歴と情報提供文書作成システムを連動した新たなシステムを開発・評価した。

> 問題を解決するには何が必要か、関連研究ではどのような報告がされているのか説明します。その上で、研究することを明確にします。

方法

1．文書等

(1) 情報提供文書

フォーマットは千葉県共用脳卒中地域医療連携パス薬剤シートを基本として……

(2) 服薬スケジュール

……服薬時期を一元管理するカレンダー形式の一覧を設計した（図2）。

2．システム構成

……（レセプトコンピューター体型電子薬歴）を基本システムとして、情報提供文書作成システムを開発した。システムは電子薬歴の入力支援機能を用いて文書を均一化し、調剤の標準化にも活用することとした。電子薬歴のデータベースはサーバー管理され、全てのクライアントから参照できる環境とした。 〔システム設計の概要を解説します。〕 〔一般的でないならば、説明してください。〕

本研究で使用したサーバーは OS：Windows Server2003、CPU：PDC-E2180（2.0G）、HDD：500GB（RAID5）、メモリ：2GBとした。また、クライアントは OS：WindowsXP、CPU：Core2 DuoE8300（2.83G）、HDD：80GB（RAID1）、メモリ：1GBとした。 …… 〔研究で使用したシステム環境を明記します。〕

3．システムの評価

(1) システム構成

情報提供文書作成システムについて、以下のシステム設計を比較した。

① コンポーネントシステム（本システム）
……

② オールインワンシステム
……

(2) 情報提供文書、服薬スケジュール

【対象患者、評価者、調査期間】
……在宅患者管理指導あるいは居宅療養管理指導を実施している患者のうち、本人または家族から同意が得られた患者を対象とした。調査期間は……3回以上の在宅訪問を実施した患者記録を解析の対象とした。 〔患者の選定基準を明記します。〕

また、本システムの評価者（薬剤師）は5名とした。

a．情報提供文書および服薬スケジュール作成時間の評価
……以下の①’、①、②の作成時間を記録した。第1回目については、……

166

　①′ 紙媒体で報告書を作成する作成時間
　① 初めてシステムを使用したときの作成時間
　② システム使用後、第3回目の作成時間
ｂ．記載内容の評価
　　システム使用前後の報告書について、……文
字数と項目数、記載漏れの割合を求めた。
　　……

> 評価するときには、比較対象についても明記してください。

　統計解析は SPSS Statistics 17.0を使用し、有意水準を0.05として Wilcoxon 符号付順位検定で行った。

> 統計解析した場合、使用したソフトと検定方法を明記します。

⑶　ユーザビリティ評価
　本システムのユーザビリティを評価するため、……定性的な評価方法としてはヒューリステック評価（HEM）が広く活用されている。この評価方法は……が必要とされる[7,8]。一方、……間隔尺度を用いるのであれば、構造化ヒューリステック評価（sHEM）の方が適切であるとしている[9]。本調査の……HEM を客観的（定量的）に評価するために sHEM を利用した。sHEM（32項目）は41項目の改良 sHEM……として改善されている[10]。本研究では改良 sHEM41項目のうち、本システムに関連する36項目について、5段階のユーザビリティ評価を実施した。

> その分野であまり知られていない評価方法ならば、引用文献を示して解説します。また、当該研究のために既存の方法を修正したのであれば、どのように改変したのか説明します。

　なお、本調査は社団法人千葉県薬剤師会学術倫理審査会の承認を受けて実施した。

> 倫理委員会の承認を受けた際には、そのことも記載してください。

結果

1．システム構成
　コンポーネントシステムではレセプトコンピュータおよび電子薬歴と連動していることから、……ソースコードは1kstep であった。
　一方、オールインワンシステムでは、……ソースコードは4kstep と見積もられた（表2）。

2．情報提供文書、服薬スケジュール
　対象期間内に3回以上の在宅訪問を実施した患者は22名、年齢は71.7±18.5歳（Mean±S.D.）であった。

> 対象患者の概要を記載します。

ａ．情報提供文書および服薬スケジュール作成時間
　　…………

　　……作成時間（中央値）を比較したところ、システム未使用で1476秒に対し、第1回目のシステム使用では927秒であった。これらの間には統計的有意差が認められた（p＝0.003）。ま

> どの代表値（平均値、中央値、最頻値）か明記します。また、有意差検定したときには、何と比較してどのような結果が得られたのか説明します。

た、システム使用の第3回目に要した作成時間は527秒で、第1回目と比較してさらに時間が短縮され、これらの間には統計的有意差が認められた（p＜0.001）（図5）。

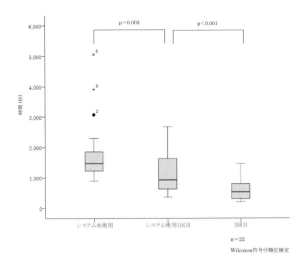

図5　情報提供文書の作成時間

b．文書内容
　　記載漏れはシステム未使用で11.8%（4/34項目）、システム使用で11.4%（4/35項目）であり、31.8%（7/22例）に認められた。文字数および項目数については、記載漏れのあった7例を除外した15例について集計した。
　　情報提供文書の文字数（中央値）を比較したところ、システム未使用で22文字、システム使用では18文字であった。これらの間に統計的有意差は認められなかった（p ＝0.541）。
……

統計解析で有意差が認められなかったとしても、その結果を公開してください。

3．ユーザビリティ評価
　改良SHEMで高いユーザビリティ評価が得られた項目は、「疲労軽減」4.2±1.3……などであった。一方、評価の低い項目としては……などであった（図6）。

本文では全てのデータを取り上げるのではなく、重要な点について説明してください。その他のデータについては、図や表でまとめてください。

考察

　本研究では……情報提供文書作成システムを開発した。……本システムでは患者基本情報や処方内容などの入力負荷を軽減するため……オールインワンタイプのコンピュータと比較してソースコードを 1 / 4 にすることができた。

　このように開発したシステムについて、……作成時間、情報提供文書（調剤に関する特記事項）の内容、システムのユーザビリティを評価した。情報提供文書と服薬スケジュールの作成時間は、システムを使用することで有意に短縮された。……医師の間接的業務のうち、文書作成は最も負荷が高いと指摘しており[11]、文書作成の負荷が業務を圧迫しているといえる。しかし、多くの訪問介護利用者は医薬品を服用していることから[12]、薬剤師以外の職種でも服薬のスケジュールや注意事項を把握する取り組みが求められる。在宅ケアサービスにおける記録の電子化では、介護支援専門員等の作業負荷軽減や作成時間短縮などが報告されている[13]。本調査でも情報提供文書作成システムが作成時間の短縮に寄与していることを踏まえると、今後は……
……

　定量的な sHEM では、「疲労軽減」……などで高い評価が得られた。これらは多くの利用者が求める項目であることから、一定の評価が得られたこととなる。一方、低い評価結果のうち、「平易さ（エラー関連）」……については、多くの利用者に関係することから早急な改善を必要とする。また、「視覚障害」……という特定の利用者については、……個別に音声技術や簡易設定などの導入を配慮すべきと考える。そして、ISO13407の推奨する人間中心設計を実践するには、ユーザビリティ評価のみならず、利用者調査から得られた情報も必要になる[7]。本システムのさらなる充実のため、今後は市場調査も検討しなければならない。

　本研究では、レセプトコンピュータと電子薬歴を基本とした、文書作成システムを開発・評価した。その結果、文書作成負荷およびシステム容量の軽減と作成時間の短縮が認められた。……医療情報システムは情報を一元管理することで、相乗的に利用価値が高まると考えられる。今後は本調査で明らかになった修正点を改善し、システムの運用と普及を検討する。

研究結果のポイントを述べます。この際、具体的なデータは結果に記載してあるので、あくまでも概要を説明するに留めます。

関連報告との関係を検討し、今後の方策や改善策、問題点などを考察します。

問題点が明確になったら、改善策を示してください。また、今後の検討課題についても検討してください。

最後の段落では、研究をまとめます。

⑵ 方法

　研究を始めるときに作成した計画書に基づいて記載してください。ここで最も大切なことは、同じ方法で行ったときに同じ結果が得られるということです。人が対象の場合、患者背景を全く同一にそろえることは難しいものの、それでも可能な限り条件を近づけたならば、同じ傾向が得られなければなりません。よって、調査方法や患者背景など、重要な事項を漏らさずに記載してください。

　表9－1の方法では、まず「1．文書等」と「2．システム構成」で、研究に使用した道具（ここでは情報提供文書、服薬スケジュール、コンピュータシステム）を説明しています。これらが一般的に使用されているものであれば、細かい説明は不要です。ただし、この研究では普及していない文書やシステムを使用しているので、論文を読んだ方が理解できるようにしなければなりません。また、CPU や OS などを具体的に示すことで、このシステム環境を再現することが可能になります。

　次にこのシステムが医療現場で有用かどうか、確認しなければなりません。「3．システムの評価」では三つの観点から評価しています。

　「⑴　システム構成」では本システムと別のシステムについて、設計を比較しました。

　「⑵　情報提供文書、服薬スケジュール」では実際の症例を対象として、文書作成時間とその内容を比較しています。患者さんが調査対象になる場合には、選定基準も明確にしてください。患者層が異なると、別の結果になることがあります。また、何かと比較したならば、その対象を明らかにしてください。そして、統計解析をした場合には、使用ソフトとバージョン、検定方法を明記してください。

　「⑶　ユーザビリティ評価」ではシステムの使用者を対象として、ユーザビリティを評価しています。投稿先の分野で一般的な手法でないならば、引用文献を示して評価方法を解説してください。**表9－1**の研究では既存の方法を改変しているので、どのような理由からどこを修正したのか説明しています。

　最後に倫理審査委員会の承認を得たのであれば、その旨を記載してください。

(3)　結果

　「方法」で行った調査や実験をして、どのような結果が得られたのか事実のみを取り上げてください。ここで注意することは、「方法」と「結果」はリンクしなければならないということです。また、データに関する解釈などは「結果」でなく「考察」で取り上げてください。

　本文では得られたデータ一つ一つを説明するのではなく、重要な点のみ取り上げてください。また、本文中で百分率のような加工したデータを取り上げるときには、絶対数値も記載してください。サンプルサイズや実測値でその意味が変わることもあります。

　データの全体像は図や表を使用してまとめます。ただし、図表は多くなりすぎないようにして、概ね五つ以内になるようにしましょう。そして、該当する図あるいは表の番号を本文中に記載します。なお、同じデータについて、図と表の両方を作成することはしないでください。

　研究によっては統計解析でp値を示すことがあります。最近では直接値を明記する傾向にあるので、“N.S.”は使用せずに“$p = 0.321$”のように記載してください。ただし、高度有意のときには$p < 0.0001$を使用することがあります[4]。

　また、検定をすると有意差が認められなかったり、仮説とは逆の結果が出てしまうなど、思ったような結果が得られないこともあります。このようなことがあっても、その結果は示してください。研究には新規性や有用性が求められるので、有用な結果は公表されやすい傾向にあります。これを公表バイアスといいます。真の結果が無効であるにもかかわらず、公表されている有効な結果のみを取り上げてしまうと、結果として無効な治療法を有効としてミスリードしてしまうことがあります[5]。また、有意差のない結果でも、同様の調査が複数集まるとメタアナリシスができるようになります。このようなことから、有意差がなくても研究結果は全て公表してください。

　表9-1を見てみましょう。この論文の「方法」では「1．文書等」と「2．システム構成」を説明していますが、これらは調査に使用した

道具です。よって、「結果」では「3．システムの評価」についてデータを説明することになります。まず、「1．システム構成」で具体的なデータを表にまとめ、本文では主要な項目（ここではソースコード）を説明します。「2．情報提供文書、服薬スケジュール」では患者さんを対象に調査しているので、初めに対象者の概要を説明します。「a．情報提供文書および服薬スケジュール作成時間」では、測定値と統計解析の結果を記載します。まとめた測定値はどのような値か分かるようにします（ここでは中央値）。また、統計解析では先に説明したように、"p＝0.003"、"p＜0.001"と明記します。また、「b．文書内容」では統計的な有意差が認められていませんが、"p＝0.541"と明記します。

「3．ユーザビリティ評価」では36項目の調査をしていますが、全体的な結果は図で説明し、本文では評価の高い項目と低い項目のみ取り上げます。

(4) 考察

得られたデータから何が言えるか、他の研究と比較して何が違う（あるいは同じ）か、理論的に話を進めてください。研究が終了してから新たなる問題が見えてくることもあります。そのようなときには、将来的な研究の方向性に発展することもあります。ただ、考察では何を述べてもかまわないというわけではありません。引用文献で根拠を示しつつ、科学的に述べてください。

また、研究は常に完全な状態で実施できるとは限りません。例えば、被験者の年齢層が偏ったり、ある限定された地域だけで実施されたものもあります。研究結果に影響を及ぼす可能性があるならば、考えられる制限（Limitation）を明記します。

具体的なデータは「結果」に記載してあるので、**表9－1**の「考察」では「システムを使用することで有意に短縮された」と概要のみ説明しています。このように得られた結果について、引用文献を示しながら考察します。考察の最後では、この研究を通して得られたこと、今後の展望についてまとめあげます。

(5)　引用文献

　かつてアイザック・ニュートンは、手紙で "If I have seen further it is by standing on ye shoulders of Giants" と述べています。これは「巨人の肩の上」として有名な言葉で、巨人の肩の上に立つことで広く物事を見渡せるということを意味しています。ここでの巨人は、これまでに先輩方が残してくれた研究業績です。私達の研究は先人達の業績の上に成り立っています。引用文献を示すことで、研究の妥当性を理論的に説明することができます。

　引用文献はレビュー（総説）でもいいのですが、正確性を確保するには可能な限り原著論文を使用してください。文献の記載方法はバンクーバー方式やハーバード方式などありますが、具体的な記載方法は投稿規程を確認してください。

引用と転載[6]

　他の著作物の一部分を自由に掲載するためには、以下の条件を満たす必要があります。これらは著作権法の第32条（引用）と第48条（出所の明示）に基づきます。

- ・公開された著作物
- ・引用の必然性（公正な慣行に合致する）
- ・区分明確性（引用文であることを明確に区別する）
- ・本文と引用部分の主従関係の明確性（正当な範囲内）
- ・出典の明示

　例えば、他の著作物中の写真や図表を転載することは、通常、この引用の条件範囲を超えると考えられることが多いので、著作権者の許諾が必要です。

　著作権者の許諾が必要な掲載を「転載」と言うことがあります。この転載許諾の場合も、出典は通常明示されます。

　参考文献として記述することは、この出典の明示にあたります。

(6)　要旨

　本文を書き終えたら要旨を作成します。要旨は本文と切り離され、独

立して公開されることもあります。本文を見なくても論文の概要が分かるように作成してください。雑誌によっては構造化抄録を規定する場合もあります。また、多くの学会誌では英文の要旨を求めてきますので、投稿前にはネイティブチェックを受けてください。

構造化抄録

"Objective"、"Method"、"Results"、"Conclusion" のように項目立てて要旨を作成します。項目ごとに整理されているので、確認したいポイントが見つけやすいなどのメリットがあります。

ネイティブチェック

その言語を母国語とする方にチェックしてもらうことです。専門の業者もありますので、インターネットなどで探してみてください。ただし、日本語を母国語とする我々では、チェックされた英文がどの程度の質を担保するのか判断するのが難しいものです。知り合いに聞いてみて、信頼できる業者を探してみてください。

(7) キーワード

論文を読む前に、まず目に付くのはタイトルです。しかし、研究内容の全てがタイトルに反映できるとは限りません。自分に必要な論文かどうか判別するため、読者にはキーワードも重要な情報源になります。その論文では何を対象にしたか、何が重要かなど、主要な語句を列挙してください。キーワードは MeSH を参考に決めると、読者が理解しやすくなります。

(8) タイトル

タイトルは読者がその論文を読んでみようと思うきっかけになるため、研究内容が適切に反映されていなければなりません。また、データベース検索にも影響してきます。学会発表のときにもタイトルを考えましたが、論文を書き終えた段階でもう一度そのタイトルを確認してみてください。タイトルの考え方については、第8章を参考にしてください。

6　著者の資格

　医学雑誌編集者国際委員会では、著者資格を次のとおり規定しています[1)、2)]。その他に研究に関与した方がいることもありますが、そのようなときには「謝辞」に入れることになります。

① 構想およびデザイン、データ取得、データ分析および解釈において相応に貢献をした。
② 論文作成または重要な知的内容に関わる批判的校閲に関与した。
③ 出版原稿の最終承認を行った。

7　投稿用に原稿を整える

　論文が仕上がったら、投稿規程に従って原稿を整えてください。多くの規程では1枚目にタイトルや著者に関する情報、2枚目に要旨、それ以降が本文となります。また、本文はレフェリーが記載しやすいように、ダブルスペースを指定することもあります。図表は本文の後にまとめて挿入します。詳細は投稿規程に従ってください。

　投稿用の原稿が仕上がったら、いよいよ投稿です。最近ではオンライン投稿の学会が増えていますので、投稿方法を投稿規程で確認してください。

8　査読結果が返ってきたら

　論文を投稿したら、数か月後に編集委員会から査読結果が返ってきます。査読結果は大きく分けて次の内容になります。

① そのまま受理
② 誤字・脱字が修正されれば受理
③ レフェリーから本文やデータに関するコメント（質問や修正など）
④ リジェクト

それでは、レフェリーは何を審査するのでしょうか？　論文や研究の適正性は当然ですが、形式的なこと（投稿規程）、投稿時の判断（投稿先や投稿種別）に関することなどさまざまです。ほんの一例を**表9－2**に示しますが、査読は論文全体を通してあらゆる角度から審査されます。

表9－2　論文審査の視点

> ・投稿規程に従って作成されているか？
> ・投稿先は適切か？
> ・投稿種別（原著、ノートなど）は適切か？
> ・「目的」では現状や問題点を客観的に捉えているか？
> 　また、それらが研究を行う意義に通じているか？
> ・「方法」と「結果」はリンクしているか？
> ・「結果」のデータに不自然なところはないか？
> ・「結果」と「考察」に矛盾はないか？
> ・人を対象とする研究の場合、倫理審査を受けているか？
> 　　　　　　　　　　　　　　　　　　　　　　　　など

　③が返信されてきたならば、レフェリーのコメントをよく読んでください。コメントによっては本文を修正したり、データを再分析しなければならないこともあります。そして、著者はコメントに対してどのように対処したのか文書で返信します。このとき注意しなければならないことは、レフェリーに返信する文書で必要以上の説明はしないでください。というのも、レフェリーは論文を読んで、疑問点や不適切な点を指摘してきました。レフェリーに対する文書は公表されるわけではないので、いくらここで一生懸命説明したとしても、論文には反映されません。そういったことはレフェリーに返信するのではなく、学会誌に掲載されたときの読者に向けて論文中で解決するようにしてください（**表9－3**）。

　④の場合、へこんでしまう気持ちも分かります。ただ、リジェクトされたならば、多くはその理由がコメントされます。ここに論文をもっと素晴らしくするヒントがあるかもしれません。このコメントを参考にして論文を修正し、もう一度投稿することも可能です。他誌への投稿を勧

表9－3　レフェリーへのコメント例

レフェリーの文書	レフェリーへのコメント	ポイント
・p○　△行目　諸言では計画的な薬物療法の必要性について述べられていますが、漠然としていて具体性がありません。どのような計画が必要なのか明記してください。「近年では計画的な薬物療法が求められている。しかし、現状としては…」	【良い例】・ご指摘された薬物療法の計画性について、本文を以下のように修正しました。それに伴い、根拠となる文献を示しました。p○　△行目「近年では EBM（Evidence Based Medicine）に基づいた、問題の定式化、文献の批判的吟味・患者適用という計画的な薬物療法が求められ~~ている~~おり[2]、糖尿病治療における血糖コントロールの改善が報告されている[3]。しかし、現状としては…」	・具体性がないとのコメントに対し、本文で一般的な手順と臨床上の有用性を示している。・EBM の手順、臨床上の有用性について根拠となる文献が示されている。
	【悪い例】　ガイドラインの作成、医療現場における治療法の選択では、EBM に基づいて文献を批判的に吟味し、患者に適用しています。また、この方法では臨床的な有用性も認められています。今後はこのような治療方法の選択が重要と思われるので、本文を修正しました。p○　△行目「近年では EBM（Evidence Based Medicine）に基づいた薬物療法が求められている。しかし、現状としては…」	・レフェリーに対して EBM の手順と臨床的有用性がコメントされているが、本文では十分に説明されていない。・根拠となる文献を示していない。

められたならば、投稿先の選択が間違っていたのかもしれません。いずれにせよ、リジェクトされた理由をしっかり読んで、今後につなげてください。

Q&A

Q1：論文の言語は日本語と英語のどちらがいいでしょうか？

A1：日本語と英語の論文で最も違う点は、誰が読むかということです。日本語の場合、ほとんどは日本人が読むことになります。しかし、英語だと世界中の研究者が読むことができます。このように考えると、英語で執筆した方がいいでしょう。ただし、内容が日本の法律や制度に関することだと、その論文を読むのは日本人が中心です。従って、多くの日本人に読んでもらいたい論文であれば、日本語の方がお勧めです。

　論文の言語を考える際、注意していただきたいことは、研究結果に応じて言語の使い分けをしないということです。例えば、仮説に対して都合のいい結果が得られたから英語、ネガティブだから日本語、というように。これは言語バイアスの原因になり、メタアナリシスでよく問題になります。都合のいい結果だけを英文にすると、効果を過大評価することにつながる可能性があります。

Q2：考察では何を述べればいいのでしょうか？

A2：研究結果に関することを述べてください。例えば、得られたデータの妥当性、類似する研究との関連性、今後の展望など、研究結果に対しあらゆる角度から考察してください。ただし、その際は必要に応じて引用文献を示し、理論的に述べてください。研究をはじめる前には、関連研究を調べていると思います。その時に検索した文献が使用できるかもしれません。また、研究を終えて新たな疑問や問題が生じた場合、それについて再度、文献を検索してください。

参考文献

1) Uniform Requirements for Manuscripts Submitted to Biomedical Journals : Writing and Editing for Biomedical Publication (Updated April 2010)

2) 翻訳センター. 生物医学雑誌への統一投稿規定：生物医学研究論文の執筆および編集（2010年4月改訂版）.

3) 飯嶋久志，幸田真純，上村久美子，川澄公美子，黒木光良，高橋眞生，松島正憲，清水克彦，濱田悟. (2013).「電子薬歴を利用した情報共有文書作成システムの構築と評価」. 医療情報学, 33(3), 161-169.

4) 折笠秀樹. (2015).「論文作成における統計解析に関する留意点」. 薬理と治療, 43, 939-942.

5) 浜田知久馬，中西豊支，松岡伸篤. (2006).「医薬研究におけるメタアナリシスと公表バイアス」. 計量生物学, 27, 139-57.

6) 科学技術振興機構. (2011年3月).「参考文献の役割と書き方」.

山浦克典（やまうらかつのり）[１章執筆]

慶應義塾大学薬学部　教授
慶應義塾大学薬学部附属薬局　薬局長

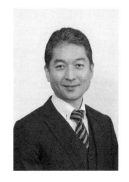

略歴
1989年：千葉大学薬学部総合薬品科学科卒業
1991年：千葉大学大学院薬学研究科博士前期課程修了
2002年：千葉大学大学院薬学研究科博士後期課程修了（博士（臨床薬学））
1991年：株式会社ツムラ薬理研究員
1997年：東京・埼玉・茨城の保険薬局　薬剤師（勤務２社５店舗、開設１店舗）
2006年：株式会社富士バイオメディックス臨床開発モニター
2009年：千葉大学大学院薬学研究院　講師
2013年：千葉大学大学院薬学研究院　准教授
2015年：慶應義塾大学薬学部　教授・附属薬局長

主な賞罰
2011年：第18回日本免疫毒性学会学術大会年会賞
2012年：日本毒性学会2012年度ファイザー賞
2017年：日本免疫毒性学会奨励賞

主な免許・資格
薬剤師免許/介護支援専門員/健康食品管理士/個人情報保護士/
第１種放射線取扱主任者/初級システムアドミニストレータ

主な研究業績
１）Oishi N, Iwata H, Kobayashi N, Fujimoto K, Yamaura K. (2019). A survey on awareness of the "finger-tip unit" and medication guidance for the use of topical steroids among community pharmacists. Drug Discov Ther. 13, 128-132.
２）Oishi N, Iwata H, Kambe N, Kobayashi N, Fujimoto K, Sato H, Hisaka A, Ueno K, Yamaura K. (2019). Expression of precipitating factors of pruritus found in humans in an imiquimod-induced psoriasis mouse model. Heliyon, 5, e01981.
３）Yamaura K, Tomono A, Suwa E, Ueno K. (2014). Sex-related differences in SLIGRL-induced pruritus in mice. Life Sciences, 94, 54-57.
４）Yamaura K, Ishiwatari M, Yamamoto M, Shimada M, Bi Y, Ueno K. (2012). Anthocyanins, but not anthocyanidins, from bilberry (Vaccinium myrtillus L.) alleviate pruritus via inhibition of mast cells degranulation. J Food Sci, 77, H262-267.

鈴木匡（すずきただし）［2 章執筆］
名古屋市立大学大学院薬学研究科
臨床薬学教育研究センター　教授

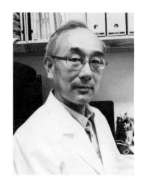

略歴
1981年：京都大学薬学部卒業
1986年：京都大学大学院薬学研究科修了（薬学博士）
　　　　その後豊橋にてドラッグストアの経営に加わる
1996年：名古屋の調剤薬局チェーン勤務
2000年：北九州のドラッグストア・調剤薬局チェーン勤務
2006年：京都の調剤薬局チェーン勤務
2009年：名古屋市立大学大学院薬学研究科　教授

亀井美和子（かめいみわこ）[3章執筆]

日本大学薬学部　教授
日本薬剤師会　常務理事

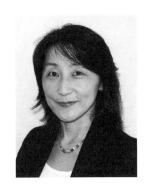

略歴

1987年 3 月：日本大学理工学部薬学科卒業
1993年 3 月：筑波大学大学院経営政策科学研究科修了
1991年 4 月：日本大学薬学部　助手
2002年 4 月：日本大学薬学部　専任講師
2005年 3 月：ニューカッスル大学　客員研究員
2006年 4 月：昭和大学薬学部　教授
2010年10月：日本大学薬学部　教授
学位　博士（薬学）、修士（経営学）

主な賞罰

2001年 7 月：Postdoctoral Presentation Award（日本薬剤学会製剤セミナー）
2005年 6 月：論文賞（日本医療薬学会）
2013年 6 月：日本薬剤師会創立120周年特別表彰
2013年11月：功労賞（日本保険薬局学会）
2015年11月：教育賞（日本私立薬科大学協会）

主な研究業績

1 ）Kentaro Uejima, Masatoshi Hayasaka, Jitsu Kato, Wakako Sakata, Susumu Ootsuka, Miwako Kamei, Hospital-pharmacy cooperative training and drug-taking compliance in outpatients with chronic pain : a case-control study, Integrated Pharmacy Research and Practice, 2019 : 8 ; 63-74.
2 ）亀井美和子．薬剤師業務の経済性評価．(2010)．臨床薬理，47, 287-290.
3 ）亀井美和子，伊藤里奈，白神誠．(2004)．医薬分業下での薬局薬剤師によるファーマシューティカル・ケアの便益の測定．医療薬学，30(2), 95-102.

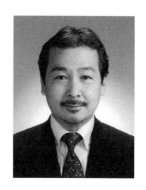

熊谷雄治（くまがいゆうじ）[4章執筆]
北里大学病院　臨床試験センター長
北里大学医学部附属臨床研究センター　教授

略歴
1985年：大分医科大学卒業
1989年：大分医科大学大学院医学研究科博士課程修了
1989年：自治医科大学臨床薬理学　助手
1995年：北里大学医学部薬理学講師
2011年：北里大学医学部附属臨床研究センター　教授
2013年：北里大学病院臨床試験センター　センター長

主な認定
日本臨床薬理学会専門医/指導医

主な著書
・「第3版　臨床薬理学」、日本臨床薬理学会編集、医学書院
・「臨床試験ベーシックナビ　クリニカルクエスチョンにこたえる！」、臨床試験を適性に行える医師養成のための協議会編集、医学書院
・「ポケット版　臨床医薬品集2015」、星恵子編集、薬事日報社

前田実花（まえだみか）［4章執筆］
北里大学病院　HRP（Human Research Protections）室・薬剤部課長補佐

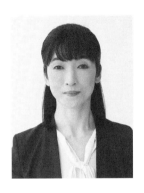

略歴
1994年3月：北里大学薬学部薬学科卒業
1994年4月：北里大学東病院薬剤部（臨時職員）
1997年4月：北里大学東病院薬剤部（嘱託職員）
1997年8月：北里大学東病院薬剤部・臨床薬理試験部兼務
　　　　　　（現：北里大学病院臨床試験センター）
2014年4月〜：北里大学病院臨床試験センター・薬剤部
2018年4月〜：北里大学病院倫理審査室・薬剤部
2019年4月〜：北里大学病院HRP（Human Research Protec-
　　　　　　　tions）室・薬剤部

主な賞罰
2019年：臨床薬理研究振興財団賞　学術論文賞

主な認定
日本臨床薬理学会　指導薬剤師／認定薬剤師／認定CRC
日本医療薬学会　指導薬剤師／認定薬剤師

主な研究業績
1）Maeda M, Fujita T, Amano H, Kohara H, Yamazaki A, Hirayama T, et al. Pharmacokinetics and Pharmacodynamics of a Single Dose of Scopolamine Ointment Applied to the Postauricular Area in Healthy Subjects. Jpn. J. Clin. Pharmacol. Ther. 2018 ; 49(2) : 53-8.

伊勢雄也 （いせゆうや）［5章、6章執筆］

日本医科大学付属病院薬剤部　薬剤部長

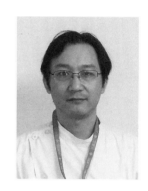

略歴

1997年 3 月：星薬科大学大学院博士課程前期修了
1997年 4 月：日本医科大学付属病院薬剤部入職（臨時職員として）
1997年12月 1 日：日本医科大学付属病院薬剤部　正職員
2003年 1 月：日本医科大学付属病院薬剤部　主任
2003年 9 月：博士号（論博）修得（星薬科大学）
2009年 1 月：日本医科大学付属病院薬剤部　係長
2016年 1 月：日本医科大学付属病院薬剤部　副薬剤部長
2019年 4 月：日本医科大学付属病院薬剤部　薬剤部長

主な賞罰

2008年度日本薬学会医療薬科学部会論文賞（入賞）
2009年度日本医療薬学会奨励賞
2014年度東京都病院薬剤師会功労賞

主な認定

日本医療薬学会認定がん指導薬剤師/薬物療法指導薬剤師

主な研究業績

1 ）Y. Ise, T. Morita, S. Katayama, Y. Kizawa. (2014). The activity of palliative care team pharmacists in designated cancer hospitals : a nationwide survey in Japan. J Pain Symptom Manage, 47(3), 588-593.

2 ）Y. Ise, T. Morita, N. Maehori, M. Kutsuwa, M. Shiokawa, Y. Kizawa. (2010). Role of the community pharmacy in palliative care : A nationwide survey in Japan. J Palliat. Med, Jun, 13(6), 733-737.

3 ）Y. Ise, M. Onda, Y. Miura, Y. Shimazaki, K. Kawada, K. Hagiwara, S. Katayama, A. Kikuchi, M. Kamei, K. Kobayashi, M. Shiragami. (2007). Contributions of pharmacists through the promotion of proper drug use. Yakugaku Zasshi, Jun, 127(6), 1021-1025.

4 ）Y. Ise, K. Hagiwara, M. Onda, M. Kamei, S. Katayama, K. Nishizawa, M. Hirano and T. Kiyama. (2005). Pharmaceutical cost comparison analysis of antimicrobial use for surgical prophylaxis on gastrectomy patients in a tertiary care hospital. Chemotherapy, 51, 384-386.

山本紘司（やまもとこうじ）[7章執筆]

横浜市立大学医学部臨床統計学　准教授
東京理科大学薬学部　客員准教授
順天堂大学　客員准教授

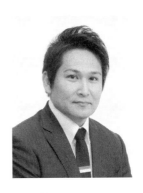

略歴

2006年3月：東京理科大学大学院修士課程修了
2009年3月：東京理科大学大学院博士後期課程修了　博士（理学）
2009年4月：東京理科大学理工学部情報科学科　助教
2011年1月：大阪大学医学部附属病院臨床試験部　特任講師
2011年4月：大阪大学医学部附属病院臨床試験部　自主臨床研究部
　　　　　　門長
2012年8月：大阪大学医学部附属病院　未来医療開発部データセン
　　　　　　ター　生物統計グループリーダー
2014年4月：大阪大学大学院医学系研究科臨床統計疫学寄附講座　寄附講座講師
2015年1月：大阪大学大学院医学系研究科臨床統計疫学寄附講座　寄附講座准教授
2017年1月：大阪市立大学大学院医学研究科医療統計学　准教授
2018年10月：横浜市立大学医学部臨床統計学　准教授

主な賞罰

2008年：統計関連学会連合大会　最優秀報告賞
2010年：東京理科大学理窓博士会　学術奨励賞

主な研究業績

1）Takahashi, K. and Yamamoto, K. (2019). An exact test for comparing two predictive values in small-size clinical trials. Pharmaceutical Statistics, online first.
2）Fukuda, Y., Araki, M., Yamamoto, K., Morishita, S., Inano, T., Misawa, K., Ochiai, T., Edahiro, Y., Imai, M., Yasuda, H., Gotoh, A., Ohsaka, A. and Komatsu, N. (2019). Evidence for prevention of renal dysfunction associated with primary myelofibrosis by cytoreductive therapy. Haematologica, 2019 Apr 4.
3）Wataya-Kaneda, M., Nakamura, A., Tanaka, M., Hayashi, M., Matsumoto, S., Yamamoto, K. and Katayama, I. (2017). Efficacy and safety of topical sirolimus therapy for facial angiofibromas in the tuberous sclerosis complex : A randomized clinical trial. JAMA Dermatology, 153(1) : 30-38.

飯嶋久志（いいじまひさし）[8章、9章執筆]

千葉県薬剤師会　薬事情報センター長

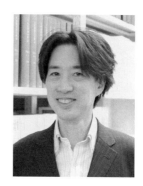

略歴
1994年 3 月：日本大学薬学部卒業
1997年12月：千葉県薬剤師会入職
1999年 3 月：国際鍼灸専門学校卒業
2002年 4 月：千葉県薬剤師会　薬事情報センター主任研究員
2004年12月：日本大学　博士（薬学）
2007年 4 月：千葉県薬剤師会　薬事情報センター長

主な賞罰
平成21年度日本医療薬学会論文賞

主な活動
日本医薬品情報学会：理事
日本薬剤師会：臨床・疫学研究推進委員会　副委員長
日本大学薬学部：臨床研究に関する倫理審査委員会　委員

主な研究業績
1 ）Hisashi Iijima, Miwako Kamei. (2019). Trends in Study Design Assessment for Anti-Influenza Agents. Japanese Journal of Pharmaceutical Health Care and Sciences, 45, 451-459.
2 ）Hisashi Iijima, Miwako Kamei. (2017). Longitudinal Evaluation and Meta-analysis of Clinical Articles on the Antihypertensive Effects of Incretin-related Drugs. Japanese Journal of Pharmaceutical Health Care and Sciences, 43, 201-214.
3 ）Tomoka Osumi, Hisashi Iijima. (2013). Assessment and Analysis of the Assessment Criteria for Meta-Analysis Articles - Management of Diabetes Pharmacotherapy Based on Meta-Analysis Articles -. Japanese Journal of Pharmaceutical Health Care and Sciences, 39, 347-355.
4 ）飯嶋久志，宇野弘展，大石憲司，木村浩二，西橋由紀子，寺内信夫，西岡直人，田畑義弘，吉川清史，黒川慎吾，石野良和．（2008）．薬局保険請求システムによる携帯電話への情報提供システムの構築．医療情報学，28，31-37．

論文作成研究会

山浦　克典

鈴木　　匡

亀井美和子

熊谷　雄治

前田　実花

伊勢　雄也

山本　紘司

飯嶋　久志

超簡単!!論文作成ガイド　～『研究』しよう～　第2版

2016年4月15日　初 版 発 行
2020年4月15日　第2版発行

編集　　論文作成研究会
発行　　株式会社薬事日報社
　　　　　東京都千代田区神田和泉町1番地
　　　　　電話　03-3862-2141　FAX　03-3866-8408
　　　　　http://www.yakuji.co.jp/
表紙デザイン　株式会社アプリオリ
ISBN　978-4-8408-1517-8
印刷　　昭和情報プロセス株式会社